VAK

Von F. Batmanghelidj sind bei VAK bereits erschienen:

- *Wasser – die gesunde Lösung. Ein Umlernbuch* 3-924077-83-5
- *Rückenschmerzen und Arthritis. Das Selbsthilfebuch* 3-932098-23-4

F. Batmanghelidj

Wasser hilft

Allergien – Asthma – Lupus
Ein Erfahrungsbuch

VAK Verlags GmbH

Titel der amerikanischen Originalausgabe:
ABC of asthma, allergies and lupus. Eradicate asthma – now!

Erschienen bei: Global Health Solutions, Falls Church, VA (USA)
ISBN 0-9629942-6-X

Bibliografische Information Der Deutschen Bibliothek

Die Deutsche Bibliothek verzeichnet diese Publikation in der Deutschen Nationalbibliografie; detaillierte bibliografische Daten sind im Internet über http://dnb.ddb.de abrufbar

3. Auflage 2003

Übersetzung: Hildegard Baumann
Lektorat: Norbert Gehlen
Umschlag: Hugo Waschkowski
Druck: Himmer, Augsburg
Printed in Germany
ISBN 3-932098-81-1

Inhalt

Vorbemerkung des Verlags

Die in diesem Buch vorgestellten Informationen und Empfehlungen zur Versorgung des Körpers mit Wasser beruhen auf den persönlichen Erfahrungen, auf umfangreichen Untersuchungen und auf früheren Veröffentlichungen des Autors zum Thema Wasserhaushalt des Körpers.

Der Autor erteilt keine medizinischen Ratschläge, er empfiehlt keine Medikamente und fordert nicht dazu auf, verordnete Medikamente gegen den Rat des behandelnden Arztes abzusetzen – weder direkt noch indirekt. Die Absicht des Autors besteht einzig darin, auf der Grundlage der neuesten Erkenntnisse der Mikroanatomie und der molekularen Physiologie über die Bedeutung des Wassers für das Wohlbefinden aufzuklären. Er möchte seinen Beitrag dazu leisten, dass die Öffentlichkeit über die schädlichen Wirkungen der chronischen Dehydration (Austrocknung) informiert wird.

Dieses Buch ist kein Ersatz für fundierte medizinische Beratung durch einen Arzt. Es ist im Gegenteil sehr erwünscht, dass man mit seinem Arzt über die Aussagen des Buches spricht. Wer die hier gegebenen Empfehlungen anwendet, tut dies in eigener Verantwortung. Man sollte sich dabei genau an die Anweisungen halten. Ernstlich erkrankte Menschen mit einer längeren Krankengeschichte und Patienten in ärztlicher Behandlung, besonders solche mit schweren Nierenerkrankungen, sollten die hier angebotenen Informationen nur unter Aufsicht ihres Arztes anwenden. Verlag und Autor können für die Anwendung der in diesem Buch beschriebenen Verfahrensweisen und Empfehlungen keine Garantie und keine Haftung übernehmen.

Wenn der Autor empfiehlt, Salz zu sich zu nehmen, so ist damit unraffiniertes Meersalz gemeint.

Dieses Buch ist unserem Schöpfer in Ehrfurcht, Demut, Hingabe und Liebe gewidmet.

* * *

Die Wahrheit zu sagen ist nicht nur eine Verantwortung dir selbst und anderen gegenüber. Es ist eine Ehre, eine Pflicht und dein Vermächtnis an die kommenden Generationen. Es ist Teil ihres rechtmäßigen Erbes.

(Verfasser unbekannt)

Vorwort

Chronischer Wassermangel im menschlichen Körper kann sich auf so viele Arten manifestieren, wie die moderne Medizin »Krankheiten unbekannten Ursprungs« identifiziert hat.

Im Jahre 1999 veranstaltete die *National Library of Medicine* in Bethesda (Maryland, USA), eine Ausstellung zum Thema Asthma. Mit der im Folgenden zitierten Kernaussage dieser Ausstellung und mit einem Abriss der historischen Entwicklung unseres derzeitigen Verständnisses asthmatischer Erkrankungen möchte ich hier zeigen, dass, obgleich es diese Krankheit bereits seit Tausenden von Jahren gibt, an ihren Auswirkungen kaum etwas verändert wurde. Heute leiden *mehr* Menschen unter Asthma oder sterben daran als jemals zuvor. Die Ausstellung sollte jedoch zeigen: »Wir haben Fortschritte erzielt; wir haben so viele Medikamente entwickelt, die Asthmatikern das Leben erleichtern.« Es gab keinerlei Hinweise darauf, dass das »Gesundheitssystem« sich etwa bemühen würde, die *Ursachen* zu verstehen und eine natürliche Heilung für Asthma zu finden. Man beschränkt sich auf die Behandlung der *Symptome* von Asthma. Um den Eindruck zu erwecken, dass etwas Grundlegendes getan werde, sagt man, die Forschung konzentriere sich auf die Genetik und wolle so die Krankheit »festnageln«!

Die Ausstellung verdeutlicht die aktuelle Denkweise zum Thema Asthma, die auf »traditionellen Ansichten« basiert. Dieses Buch will jedoch eine andere Perspektive und einen anderen Ansatz zum Verständnis und zur natürlichen Vorbeugung und Heilung von Asthma bieten. Um den Unterschied zwischen überholtem Denken und den *zukünftigen* Möglichkeiten, die in diesem Buch angesprochen werden, zu unterstreichen, werde ich einige der »springenden Punkte« der Ausstellung wiedergeben. Wir beginnen mit der Zielsetzung der Ausstellung:

»Überall auf der Welt haben Menschen jeden Alters auf unterschiedliche Weise mit asthmatischen Beschwerden gekämpft, aber das Gefühl der Atemnot ist und bleibt das zentrale Phänomen der Krankheit. Heute ist Asthma ein ernstes, weit verbreitetes Problem, von dem circa 15 Millionen US-Amerikaner betroffen sind. Aber was ist Asthma eigentlich? Wer leidet unter Asthma und warum? Sind seine Verbreitung und seine Auswirkungen in unseren Tagen dramatisch angestiegen? Kann man diese Erkrankung in irgendeiner Form behandeln, verhindern oder heilen? Wie gehen Betroffene mit ihrem Leiden um?

Diese Ausstellung will darauf eine Antwort finden und untersucht Asthma deshalb sowohl unter medizinhistorischen Gesichtspunkten als auch im Hinblick auf seine Rolle in der Geschichte der Menschheit. Zeitliche und örtliche Lebensumstände entscheiden mit darüber, wie Menschen diese Krankheit erfahren. Heilkundige bekämpfen sie mit dem Wissen und den Heilmitteln ihrer jeweiligen Zeit. Menschen aus allen Bereichen sind hier vertreten – Poeten und Politiker, Ärzte und Volksführer, Sänger und Spitzensportler – sie alle reagierten mutig und oft auch kreativ auf die Herausforderung, ein produktives Leben mit Asthma führen zu müssen. Die Ausstellung schließt mit den Ressourcen, die heute zum Umgang mit Asthma zur Verfügung stehen, und mit einem Ausblick auf zukünftige Optionen.«

Danach wurden in der Ausstellung berühmte Asthmapatienten genannt: so der Komponist Ludwig van Beethoven, der russische Zar Peter der Große, frühere US-Präsidenten wie Calvin Coolidge, Theodore Roosevelt und John F. Kennedy sowie Schauspieler wie Elizabeth Taylor, Liza Minelli und Jason Alexander.

Hier nun einige der auf der Ausstellung gegebenen Informationen:

Das Wort *Asthma* ist griechischen Ursprungs und bedeutet *Atemnot, Keuchen.* Für die Chinesen war »ziehendes Atmen« wie alle anderen Krankheiten Symptom eines Ungleichgewichtes in den Lebenskräften, im *Qi* oder *Chi.* Mit Hilfe von Kräutern, Akupunktur, Moxibustion (Moxa ist eine Pflanze, die Chinesen zur Behandlung bestimmter Krankheiten auf der Haut verbrannten), Massage, bestimmten Ernährungs- und Übungsformen sorgten Ärzte für die Wiederherstellung des Chi. Die Behandlung konzentrierte sich nie nur auf ein einzelnes Organ oder System, sondern war immer auf den ganzen Menschen gerichtet.

»Das Sanskrit-Wort *Prana* bedeutet sowohl Wind und Seele als auch Atem, Lebensodem; die Verbindung von Seele und Atem deutet auf die enge Verknüpfung zwischen Körper, Geist und Seele in der Philosophie des Hinduismus hin. Das von frühen Hindu-Philosophen als spirituelle Disziplin entwickelte Yoga setzt das bewusste Steuern des Atems zum Vertiefen der Meditation ein. Die traditionelle indische Medizin unterrichtete Patienten in dieser Atemtechnik, damit sie ihre asthmatische Erkrankung selbst behandeln konnten.

Die Ureinwohner Amerikas wandten andere Heilverfahren an und kombinierten spirituelle Heilmittel mit Kräutern und anderen Methoden der Volksheilkunde. Die Indianerstämme waren die ersten Völker, die Tabak als Heilmittel bei Asthma einsetzten; Tabak wurde in Europa erst später populär.« (Dieses Zitat stammt wie auch die folgenden aus der genannten Ausstellung.)

Gegen Ende des neunzehnten Jahrhunderts wurden fabrikmäßig hergestellte Medikamente entwickelt und großzügig angewandt. Diese enthielten hauptsächlich Alkohol, Morphium und Kokain. »Bis zum zwanzigsten Jahrhundert war das Rauchen von Zigaretten und Pfeifen die einzige Möglichkeit, Medikamente dahin zu bringen, wo sie wirken sollten: in die Bronchien und die Lunge. Als Asthmamedikament enthielten die Zigaretten Tabak oder Nitratpulver, Auszüge aus Stechapfel oder Kubeben.« (Kubeben sind kleine, pfefferartige Gewürzbeeren der auf Java und anderen indonesischen Inseln beheimateten *Piper cubeba*.)

Zur gleichen Zeit führte man Versuche mit Luft oder Dampf als Alternative zum Tabakrauch durch, um den Transport der Medikamente in die Lunge zu ermöglichen. Ein interessanter Punkt dabei ist, dass es bis Ende 1998 der pharmazeutischen Industrie gelang, Luft als Transportmittel für Medikamente in die Lunge nutzbar zu machen und dass allein in den USA 38 verschiedene Bronchodilatatoren auf den Markt gebracht wurden.

Aber trotz des in Anspruch genommenen Fortschritts und ständiger Forschung leiden heute mehr Menschen unter Asthma denn je. In den zwanzig Jahren zwischen 1975 und 1995 haben sich die Todesfälle durch Asthma unter der farbigen Bevölkerung in den USA fast verdreifacht (von unter 1,5 von 100 000 auf über 4 von 100 000 Todesfällen). Im gleichen Zeitraum hat sich die entsprechende Rate unter der weißen und asiatischen US-Bevölkerung verdoppelt.

Die drastische Zunahme der Asthmaerkrankungen zwischen 1980 und 1994 zeugt von den himmelschreienden Unzulänglichkeiten des präventiven Ansatzes für dieses Problem:

- In diesen vierzehn Jahren stieg die Anzahl der Asthmaerkrankungen unter Säuglingen und Kleinkindern bis zum vierten Lebensjahr unregelmäßig von 2 000 auf 6 000 pro 100 000 an – eine Steigerung um 300 Prozent!
- In der Altersgruppe 5–14 Jahre verdoppelte sich die Rate von 3 500 auf über 7 000 pro 100 000.
- In der Altersgruppe 15–34 Jahre verdoppelte sich die Rate von 2 500 auf 5 000 pro 100 000.
- In der Altersgruppe 35–64 Jahre erhöhte sich die Anzahl der Erkrankungen von circa 3 000 auf 4 000 pro 100 000.
- In der Altersgruppe 65 Jahre und älter stieg die Anzahl der Erkrankungen von 2 400 auf 3 000 – eine Steigerung um 25 Prozent.

Asthma wird in unserer Gesellschaft ein zunehmend schwer wiegendes Problem. In einem Sonderbericht vom 23.02.1998 ging die *New York Daily News* von allein 500 000 Asthmakranken unter den Einwohnern von New York aus und nannte die Krankheit den »heimlichen Mörder«. Die Ausstellung warf eine Reihe von Fragen auf und versuchte dann, diese so zu beantworten, wie es nach vorherrschender Meinung angemessen schien.

»Was ist Asthma? Vier eindeutige, sich allerdings überschneidende Antworten haben sich in der westlichen Medizin seit dem späten neunzehnten Jahrhundert bis zum heutigen Tag gehalten: Asthma als eine primäre Erkrankung der Lunge, als eine allergische Erkrankung, als eine durch Umweltbelastungen hervorgerufene Erkrankung und als eine durch emotionalen Stress verursachte Erkrankung.

Im Laufe der Zeit haben Asthmapatienten bei Lungenfachärzten, Allergologen, Allgemeinärzten und Psychologen Hilfe gesucht. Wie

Patienten ihre Erkrankung erlebten, wurde immer dadurch beeinflusst, welchen Arzt, Psychologen oder anderen Heilkundigen sie aufsuchten und in welcher Zeit und an welchem Ort sie lebten.

Die aktuelle wissenschaftliche und klinische Denkweise integriert diese vier Perspektiven, indem sie betont, dass die Asthmakontrolle eine Kombination von Medikamenten, Reduzierung der belastenden Umweltbedingungen und Verbesserung der Selbsthilfemöglichkeiten der Patienten erfordert. Mittlerweile konzentriert sich die Forschung auf die Interaktionen zwischen Genetik, Umwelt und Immunsystem als Asthmaursache.« So weit die Unterlagen zur Ausstellung.

Das *Washington Post Magazine* stellte am 31.10.1999 eine diesbezügliche Frage im Sinne all jener, die Asthma als genetische Krankheit sehen: »Asthma hat eine starke genetische Komponente, jedoch hat sich der Gen-Pool in nur zwei Jahrzehnten nicht verändert. Was haben wir getan, dass es für viele so schwer ist zu atmen?«

Von hier an beziehen wir uns auf das berühmte Zitat von Albert Einstein: »Die wichtigen Probleme, die wir haben, können nicht auf der gleichen Ebene des Denkens gelöst werden, auf der wir sie geschaffen haben.« Wir zeigen eine neue und fortschrittlichere wissenschaftliche Erklärungsmöglichkeit für Asthma auf. Sie, liebe Leserin und lieber Leser, sind aufgefordert, uns dabei zu unterstützen, dieses bis zum heutigen Tage bestehende Relikt medizinischer Unwissenheit aus der Liste der Krankheiten auszulöschen!

Alles, was wir tun müssen, ist uns von unbewussten kommerziellen Interessen frei zu machen und die motivierenden Kräfte der Empathie und Aufrichtigkeit auf unsere wissenschaftlichen Gedanken anzuwenden. Schließlich sollten und müssen wir betroffen sein angesichts der über 12 Millionen Kinder, die ständig unter der Angst des »Erstickens« leiden und vom Tode bedroht sind. Kein Elternteil sollte den schrecklichen Anblick seines nach Luft ringenden Kindes ertragen müssen, wenn eine einfache, natürliche und kostenlose Heilung von Asthma möglich ist. Dieses Buch stellt Ihnen diese Heilmethode vor.

Um möglichen Kritikern den Wind aus den Segeln zu nehmen, habe ich viele Erfahrungsberichte in dieses Buch aufgenommen – so viele, dass meine Verleger meinten, es sei etwas zu viel des Guten. Das glaube ich nicht. Jeder dieser Berichte erzählt die Geschichte eines lange erwarteten Triumphes über einen der vielen »tödlichen Irrtümer« der so genannten »wissenschaftlichen« Medizin des zwanzigsten Jahrhunderts.

Im Kapitel über Lupus werde ich auch erklären, warum »Lupus« ein weiteres Etikett ist, das einer Vielzahl von gleichzeitig auftretenden Komplikationen einer chronischen, unbeabsichtigten Dehydration (Austrocknung) aufgeklebt wird.

Dr. F. Batmanghelidj März 2000

1 Nie wieder Asthma

Wasser, überall Wasser,
und doch haben wir noch nicht genug getrunken.
Wasser, überall Wasser,
und immer noch schreit unsere Lunge und ist eingesunken.

Eine der größten Tragödien in der Medizingeschichte ist die Annahme oder die unausgesprochene Voraussetzung, dass ein »trockener Mund« das einzige Anzeichen dafür sei, dass der Körper Wasser benötigt. Das gesamte Gebäude der modernen Medizin ist auch auf dieser brüchigen Annahme aufgebaut, die vielen Millionen Menschen einen schmerzhaften, vorzeitigen Tod bringt. Sie leiden, weil sie nicht wissen, dass sie einfach nur durstig sind.

Der menschliche Körper besitzt eine andere Logik hinsichtlich der Annahme »trockener Mund = Durst«, die zu den Eckpfeilern und Fundamenten der modernen Medizin gehört: Damit wir kauen und schlucken können und damit der Körper diese Aufgaben leichter ausführen kann und die Nahrung befeuchtet wird, kommt es zu einer starken Anregung des Speichelflusses, selbst wenn der restliche Körper unter Wassermangel leidet. Wasser ist für den Körper zu wichtig, als dass ein Mangel an Wasser nur durch das Gefühl eines trockenen Mundes signalisiert würde. Dieser Fehler im medizinischen Denken hat zu einem »Krankheitssystem« (statt Gesundheitssystem) geführt, das sich wie von selbst ausdehnt und auf dem Boden der Annahme gedeiht, dass die Menschen krank seien.

Es ist heute klinisch und wissenschaftlich erwiesen, dass der menschliche Körper viele andere eindeutige Möglichkeiten kennt, seinen allgemeinen oder lokalen Wasserbedarf zu zeigen. Je nachdem wo

Wassermangel herrscht, entstehen zahlreiche lokal begrenzte Komplikationen – wie zum Beispiel Asthma.

Ehe ich näher auf Asthma, Allergien und Lupus eingehe, möchte ich beginnen mit einer allgemeinen Darstellung über Dehydration (Das Wort bedeutet in diesem Buch: Wasserentzug, Wassermangel, Austrocknung, Entwässerung des Körpers) und die vielen verschiedenen Arten, wie der menschliche Körper seinen inneren »Durst« manifestieren kann. Damit wir Asthma verstehen können, müssen wir uns auch der anderen Frühwarnsysteme für Wasserknappheit in den verschiedenen Teilen des Körpers bewusst werden. Eines möchte ich gleich klar stellen: Bei Austrocknung werden 66 Prozent des Wassers dem Inneren der Zellen des ausgetrockneten Gebiets entzogen, 26 Prozent werden der äußeren Umgebung der Zellen entzogen und nur 8 Prozent dem Blutkreislauf.

Da die Blutgefäße keine starren Röhren sind, sondern aus weichem und muskulärem Gewebe bestehen, ziehen sie sich an der »entleerten« Stelle zusammen und korrigieren damit den Verlust von 8 Prozent. Aus diesem Grund weisen routinemäßige Blutuntersuchungen bei den meisten symptomerzeugenden Zuständen von lokalem Wassermangel keine Abnormalität nach, obwohl der Patient sich so beeinträchtigt fühlt, dass er professionellen Rat sucht.

Dies erklärt auch, warum einige Patienten selbst nach ausgedehnten und teilweise extrem teuren Check-ups in renommierten Kliniken und Praxen (mit dem Ergebnis der Bescheinigung bester Gesundheit) bald darauf starben. Bluttests hatten die ihrem Tod zugrunde liegenden Schäden durch Austrocknung in lebenswichtigen Organen nicht angezeigt. Dazu muss man wissen, dass das zirkulierende Blut in der Leber im Großen und Ganzen relativ gut eingestellt wird. Ein funktionseinschränkender Wassermangel in einem entfernteren Bereich des Körpers – der vielleicht sogar durch Einschränkung der Blutzufuhr sozusagen vom Körper abgetrennt ist – zeigt sich nicht in den routinemäßigen Blutuntersuchungen, die zurzeit zur Bewertung von Gesundheitsproblemen herangezogen werden. Insofern sind die meisten Ergebnisse von Blutuntersuchungen bedeutungslos.

Um das Phänomen des Wassermangels zu verstehen, müssen wir *erkennen, welche lebenswichtigen Aufgaben das Wasser hat und wie Aus-*

trocknung entsteht, wenn diese wichtigen Funktionen des Wassers in den symptomerzeugenden Gebieten des Körpers ausfallen. Seit zwanzig Jahren konzentriere ich mich voll und ganz auf dieses Thema und habe dabei wichtige Erkenntnisse über die verschiedenen Indikatoren des Körpers für chronische Dehydration gewonnen.

Es ist meine durch Forschungen belegte Überzeugung, dass der menschliche Körper drei Kategorien von Indikatoren besitzt, die als Stellvertreter oder Ergebnisse von Austrocknung in einigen Teilen des Körpers betrachtet werden sollten. Diese sind: Wahrnehmungsindikatoren, Hilfeschreie des Körpers nach Wasser sowie ein anpassungsfähiges »Wassermangel-Management« mit Wasserrationierung. Diese erst vor kurzem verstandenen Indikatoren der Dehydration sind eindeutig erkennbar – und sie sind alle vermeidbar, bevor ein irreversibler Schaden auftritt.

Anzeichen für Wassermangel im Körper

Das Gehirn selbst besteht zu 85 Prozent aus Wasser und reagiert am empfindlichsten auf Dehydration. Es zeigt einen Wassermangel durch eines der folgenden Merkmale:

- Das Gefühl von Müdigkeit, die nicht durch anstrengende Arbeit hervorgerufen wurde – in der extremen Form das chronische Müdigkeitssyndrom (CFS – *chronic fatigue syndrome*). Syndrom bedeutet, dass mindestens drei verschiedene Beschwerden gewöhnlich gemeinsam auftreten. Symptome sind zumeist verräterische Indikatoren schwerwiegender Probleme des Körpers aufgrund von Wassermangel. Dieses Thema wird im Abschnitt über Lupus vertieft, wo auch die Formel für die Energieerzeugung durch Wasser erläutert wird.
- Erröten. Wenn sich die Blutzufuhr zum Gehirn verstärkt, damit mehr Wasser dorthin gelangt, erhält auch das Gesicht mehr Blut. Die Arterien in Gesicht und Gehirn haben ein gemeinsames Versorgungsgefäß, da das Gesicht eine stärkere Durchblutung für die Kommunikation der Gesichtsnerven mit dem Gehirn benötigt.
- Gefühl der Irritation beim geringsten Anlass – nicht kontrollierbarer Zorn.

- Gefühl der Angst aus nichtigen Gründen – Angstneurose, Panikstörung oder Agoraphobie.
- Gefühl der Mutlosigkeit und Unzulänglichkeit (geringe Libido).
- Niedergeschlagenheit – in ihrer extremen Form Depression und Neigung zum Selbstmord.
- Starkes Verlangen nach Getränken, auch Alkohol, harten Drogen und Zigaretten.

Dies sind die Wahrnehmungsindikatoren dafür, dass Wassermangel einige Gehirnfunktionen beeinträchtigt. Wassermangel im Gehirn kann zu Beginn den Ausfall bestimmter Funktionen verursachen und schließlich zu den oben genannten allgemeinen und mentalen Beschwerden führen.

Hilfeschreie des Körpers nach Wasser

Zu der zweiten Gruppe der Krisensymptome und Zeichen eines Wasserbedarfs im Körper zählen verschiedene lokalisierte chronische Schmerzen wie etwa die folgenden:

- Sodbrennen
- Dyspepsie
- Rheumatoide Gelenkschmerzen
- Rückenschmerzen
- Migräne
- Schmerzen im Bein beim Gehen
- Fibromyalgie – Schmerzen der Muskeln und des Weichteilgewebes bis hin zur Muskeldystrophie
- Kolitisschmerzen und die damit verbundene Verstopfung
- Anginaschmerz – ein Zeichen größten Wassermangels in der Herz- und Lungenachse
- Morgendliche Übelkeit in der Schwangerschaft – sie deutet auf Durst des Fötus und der Mutter hin.

Schlechter Atem ist ebenfalls ein Zeichen für Wassermangel im Körper. Er wird durch die Fermentierung von Nahrung verursacht, die nicht aus dem Inneren des Magens herausgeschwemmt wurde, oder durch Gase, die den Darm verlassen und sich ihren Weg nach oben durch den Mund hinaus bahnen.

Die Bedeutung dieser Schmerzen und Symptome ist einfach. Bei Wassermangel in einem aktiven Teil des Körpers können die giftigen Abfallprodukte und Säuren, die durch den Gewebestoffwechsel entstehen, nicht ausgeschieden werden. Nervenendigungen registrieren die chemischen Umgebungsveränderungen über das Gehirn. Indem es einen der oben genannten klassischen Schmerzen erzeugt, versucht das Gehirn, das *Bewusstsein* über die drohenden Probleme zu informieren, die durch den lokalen Wassermangel verursacht werden. Bleibt der Wassermangel bestehen, wird das Gewebe dauerhaft geschädigt – etwa durch Darmkrebs, der mit chronischer Verstopfung und Kolitisschmerzen verbunden ist.

Die nach und nach entstehende Übersäuerung und Schäden durch den »unverdünnten« überschüssigen Säuregehalt führen dazu, dass der Körper lokalen Wassermangel durch Schmerzen signalisiert. Er will die Aktivität eingrenzen, um einen weiteren Aufbau von Säure und giftigen Abfallprodukten zu verhindern. Diese Schmerzen ähneln dem Pfeifen eines Rauchmelders, der davor warnt, dass ein Feuer Haus und Bewohner verbrennen kann. Schmerzen sollen unserem – zu sehr beschäftigten und vergesslichen – Bewusstsein mitteilen, dass die aufgebaute Säure in dem Gebiet bald die lokalen Zellen »verbrennen« und eine Übersäuerung bzw. Verätzung verursachen wird. Schmerzen sind sozusagen »Todesschreie der örtlichen Gene« angesichts ihres drohenden Untergangs. Normalerweise schwemmt Wasser die Säure fort und verhindert damit eine Anhäufung und daraus resultierende Schäden in dem jeweiligen Gebiet, genauso wie Wasser Feuer löscht.

Bis zu diesem Stadium der Gehirnfunktionen befindet sich alles im normalen Bereich der Körperphysiologie. Kurz gesagt: Schmerzen, die nicht durch Infektionen oder Verletzungen verursacht sind, bedeuten Wassermangel an dem Ort, wo sich der Schmerz zeigt. Schmerzen sind Hilfeschreie des Körpers nach Wasser, das benötigt wird, um den giftigen Abfall aus dem austrocknenden Gebiet zu entfernen. Das grundlegende Problem in der gegenwärtig praktizierten Form der Medizin ist die mangelnde Kenntnis um die Bedeutung und Wichtigkeit von Schmerzen als Durstsignale des Körpers.

Während der Körper nach Wasser schreit, wird die Ärzteschaft in die Irre geführt, nämlich dahin, chemische »Gifte« zu verschreiben, welche dazu führen können, dass Menschen unter Schmerzen und vorzeitig sterben. Die Anwendung dieser Substanzen führt häufig zu einer Verschlechterung der Körperphysiologie, da sie den falschen Eindruck hinterlassen, sie würden die Schmerzen beseitigen, aber sie korrigieren nicht das, was den Schmerz verursacht: *Dehydration*. Im Falle einer Verletzung schwillt der verletzte Bereich an – Anschwellen bedeutet, dass mehr Wasser an diese Stelle gebracht wird, und es ist das zusätzliche Wasser, das dafür sorgt, dass die Schmerzen nach der Verletzung zurückgehen und sogar ganz verschwinden.

Das »Wassermangel-Management« des Körpers

Der Körper verfügt über Programme zur Wasserrationierung bei Austrocknung. Die wichtigsten Wassermangel-Managementprogramme des Körpers (üblicherweise werden sie als Krankheiten bezeichnet) sind die folgenden:

- Asthma und Allergien
- Bluthochdruck
- Altersdiabetes
- Verstopfung und als Komplikation Schmerzen im Dickdarm, Kolitisschmerzen
- Autoimmunerkrankungen, zum Beispiel Lupus

Diese Beschwerden sind schwerwiegende Gesundheitsprobleme, die durch chronischen Wassermangel im menschlichen Körper erzeugt werden. (Weitere Informationen zu anderen Aspekten des chronischen Wassermangels im Körper enthält mein Buch *Wasser – die gesunde Lösung*.)

Anginaschmerz tritt häufig bei älteren Menschen mit Asthma auf. Er umfasst Kurzatmigkeit und auch die charakteristischen Herzschmerzen, die mit der reduzierten Luftaustauschkapazität und Atmungsproblemen der Asthmatiker in Verbindung gebracht werden. Mit anderen Worten, das automatisch arbeitende Herz erhält nicht ausreichend Wasser, um die giftigen Nebenprodukte auszuscheiden, die seine Funktionsfähigkeit beeinträchtigen, weil der Körper zur gleichen Zeit ein Wassermangel-Managementprogramm aktiviert hat, das den Luftstrom beeinflusst.

Sowohl die Lunge als auch der Herzmuskel zeigen einen entzündlichen Prozess, der durch Dehydration erzeugt wird – damit eine stärkere Mikrozirkulation an die Stellen gelangt, die ausgetrocknet sind. Dies ist die Bedeutung eines entzündlichen Prozesses: verstärkte Zirkulation zur Behebung des Problems. Entzündungen können durch Bakterien, *Chemikalien* oder eine Verletzung verursacht werden. Beim schmerzerzeugenden Wassermangel löst die Bildung örtlicher giftiger Chemikalien – molekulare Nebenprodukte des Stoffwechsels – in dem ausgetrockneten Gebiet die Schmerzen aus.

In diesem Buch gehe ich nur auf Asthma, Allergien und Lupus als die drei Komplikationen ein, die durch eine unregelmäßige Wasserzufuhr und als Folge des Ersetzens von Wasser durch fabrikmäßig erzeugte Getränke, die dem Körper eher schaden als nutzen, entstehen. Den Abschnitt über Lupus (eine Art »fressende« Flechte) habe ich in dieses Buch aufgenommen, da unter diesem Begriff mehrere gleichzeitig auftretende Indikatoren eines geschlossenen Wassermangel-Managementprogramms zusammengefasst und als Autoimmunerkrankung bezeichnet wurden, was eine Autoallergie des Körpers auf seine eigenen Gewebe impliziert. Diese Kategorisierung einer Reihe von Symptomen und Komplikationen eines chronischen Wassermangels im Körper als Autoimmunerkrankung macht es zwingend erforderlich, dass dieses Thema in diesem Buch zusätzlich zu Asthma und Allergien behandelt wird.

2
Asthma und Allergien

Der Atemvorgang

Um Asthma zu verstehen, muss man eine gewisse Vorstellung von der Anatomie der Lunge und der Brust haben. Die *Abbildungen 1 bis 7* erklären die mechanischen Aspekte der Atmung. Darüber hinaus erkläre ich, wie die Luftmenge, die wir zum Atmen benötigen, durch eine unzureichende Wasserzufuhr beeinträchtigt wird.

Durchschnittlich atmen wir zwölfmal pro Minute und tauschen jedes Mal 500 Kubikzentimeter Luft aus. Der durchschnittliche Luftaustausch bei der normalen Atmung beträgt circa 6000 Kubikzentimeter Luft pro Minute. Kurzatmige können bis zu fünfzigmal pro Minute atmen und dabei jeweils circa 3000 bis 4000 Kubikzentimeter einatmen – wenn ihre Luftwege offen sind. Sie können diese Luftaustauschfrequenz allerdings nicht sehr lange durchhalten. Die Physiologie der Ausatmung kann dabei nicht mithalten und die ausgetauschte Luftmenge sinkt drastisch.

Die nasalen Luftwege haben drei sehr wichtige Funktionen. Die Falten in der Mittelwand zwischen den beiden Durchgängen teilen den Luftstrom in drei Ströme auf jeder Seite mit engem Kontakt zur feuchten Schleimhaut. Dadurch wird die Luft feucht und auf eine angenehme Temperatur erwärmt; gleichzeitig werden gelöste Partikel herausgefiltert, die an der feuchten Oberfläche der Nasenschleimhaut haften bleiben.

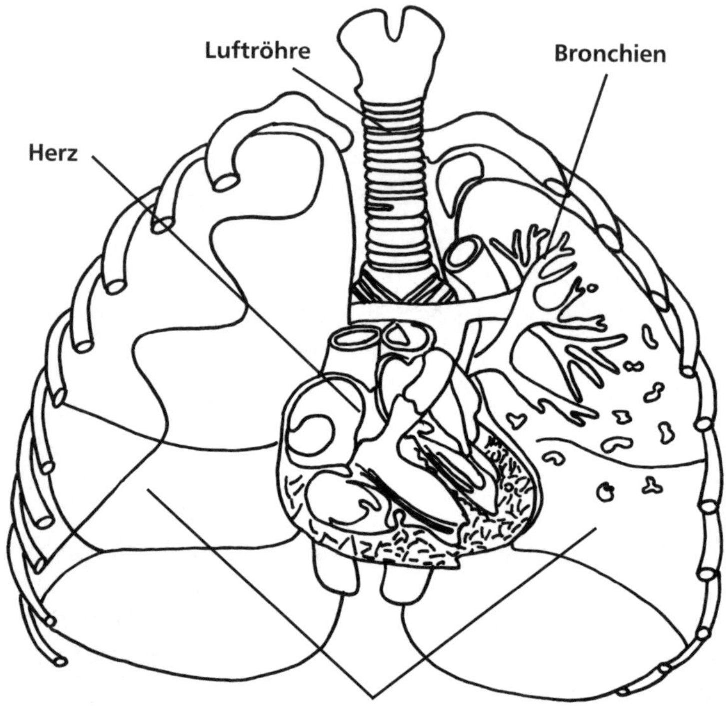

Abbildung 1: Der Brustkorb enthält fünf Lungensegmente oder -lappen. Die beiden linken Lappen füllen die linke Seite des Brustkorbs aus. Die drei rechten Lappen, der obere, mittlere und untere Lappen, füllen den rechten Brustkorb aus. Die Lungen sind von der Brustwand durch eine dünne, seidige Membran, die Pleura (Brustfell), abgetrennt, wodurch sich die Lungenflügel ausdehnen und zusammenziehen können, ohne an der Brustwand zu haften. Das Herz liegt zwischen dem rechten und dem linken Lungenflügel, etwas mehr nach links.

Die Ausdehnung der Brust erzeugt ein Vakuum und zieht Luft in die Lungen

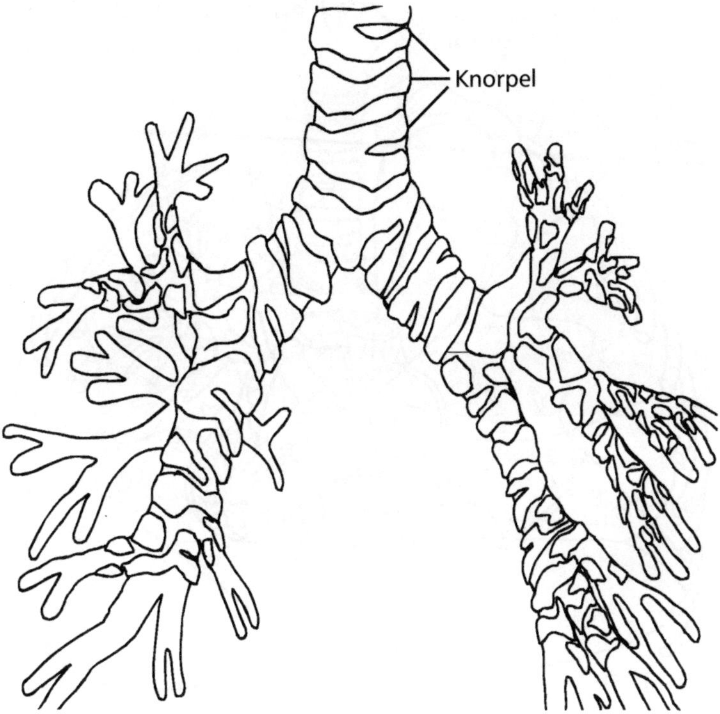

Abbildung 2: Der sozusagen auf dem Kopf stehende Bronchialbaum mit seinen kleineren Ästen – den Bronchiolen –, der sich nach unten und außen ausbreitet, dient als Gerüst für die unzähligen Alveolarsäckchen, in denen der Gasaustausch in der Lunge stattfindet. Von oben beginnend sorgen unterbrochene Knorpelringe für die feste, röhrenähnliche und gleichzeitig elastische Struktur und Form des Bronchialbaums. In seinen unteren Ausläufern bestehen die Bronchiolen aus knorpellosen Ringen weichen Muskel- und Fasergewebes. Bei Kindern sind die Luftröhren kleiner und der Knorpel ist weniger ausgeformt und fest. Deshalb können sich bei Kindern die Luftwege fester verschließen.

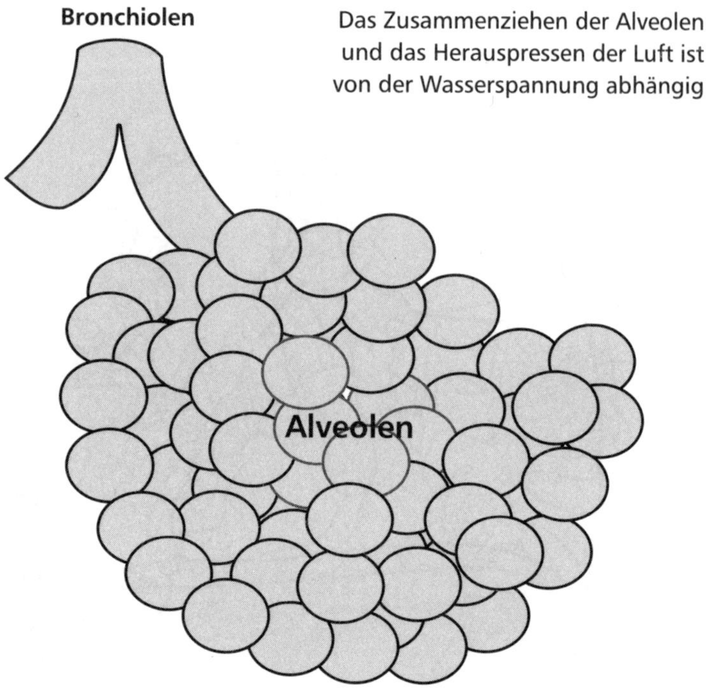

Abbildung 3: An den Bronchiolen sind die Alveolarsäckchen oder Alveolen befestigt. Sie ähneln Trauben, die mit ihren Stängelchen am Stängel festsitzen. In der Lunge sind diese Stängelchen und Stängel Luftröhren, durch die Luft in die Alveolen hinein- und wieder herausfließt. Bei Asthma ziehen sich die Bronchiolen zusammen und blockieren das Fließen der Luft nach oben und außen. Die Alveolarsäckchen bleiben übermäßig aufgeblasen. Stellen Sie sich statt Ihrer Lunge einmal Trauben vor, wobei die einzelnen Trauben der Lunge voller Luft anstelle von Saft sind. Wäre ihre Haut ausgetrocknet, würden sie einfallen und könnten ihre Funktion nicht mehr erfüllen. Deshalb sind bei Wassermangel die Alveolarsäckchen übermäßig mit Luft gefüllt und von der Außenluft »abgeschottet«: So können sie ihre Form und Feuchtigkeit bewahren. Nur bei guter Durchfeuchtung sind die Alveolarsäckchen für den Luftaustausch offen.

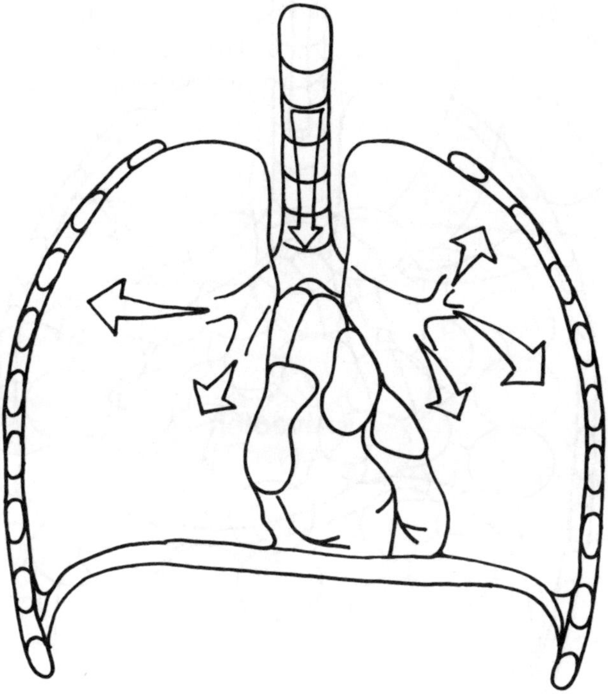

Abbildung 4: Die Brusthöhle ist nach unten abgedichtet und von der Bauchhöhle durch ein muskuläres »Gewölbe«, das Zwerchfell, getrennt. Zieht sich diese Wölbung zusammen, so wird sie flacher und zieht die unteren Rippen mit nach unten. Gleichzeitig drückt sie den Bauchinhalt nach unten, wodurch mehr Platz in der Brusthöhle erzeugt wird. Durch das so entstandene Vakuum wird Luft in die Lungen gezogen. So also atmen wir Luft in die Lunge ein.

Benutzen wir nur das Zwerchfell zum Einsaugen der Luft in die Lungen, wird dieser Vorgang als Bauchatmung bezeichnet. Die Bauchatmung ist eine flache Atmung; die Lungen werden nicht vollständig mit Luft versorgt. Die Bauchmuskeln unterstützen hier die Atmung, indem sie sich entspannen, wenn das Zwerchfell den Bauchinhalt nach unten drückt.

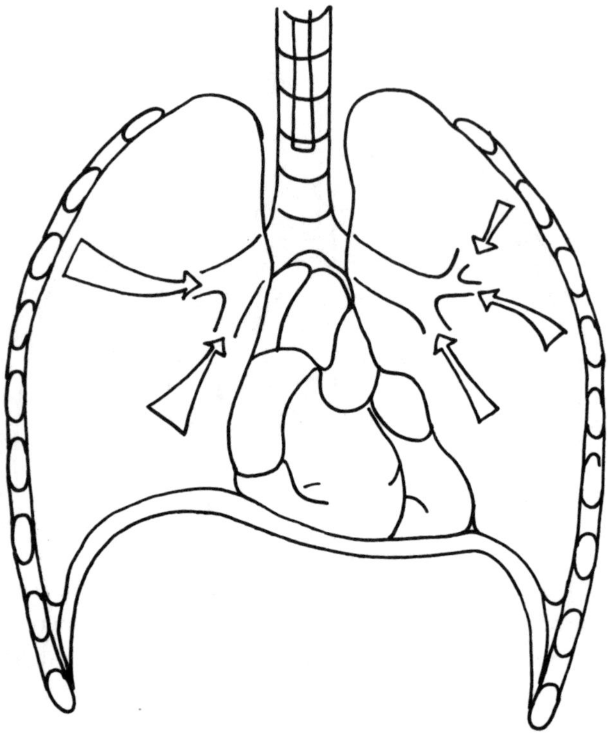

Abbildung 5: Nach dem Gasaustausch und während des Herauspressens der Luft in den Lungen nach außen entspannt sich das Zwerchfell und erlangt seine gewölbeähnliche Form. Die unteren Rippen kehren in ihre Ruheposition zurück und der elastische Rückstoß der Lungen presst die mit Luft gefüllten Lungenflügel zusammen. Die Luft wird bis zum Ende des Ausatmungsvorgangs herausgedrückt. Bei ruhiger Atmung werden normalerweise circa 500 Kubikzentimeter der Gesamtkapazität der Lunge von circa 5500 Kubikzentimetern ausgetauscht.

Beim tiefen Atmen ist die Brustwand selbst beteiligt, indem sie sich aktiv ausdehnt und wieder zusammenzieht. Die Rippen werden nach oben gezogen, um den Brustraum zu vergrößern. Bei einer sehr tiefen Atmung beträgt die ausgetauschte Luftmenge circa 3000 bis 3500 Kubikzentimeter.

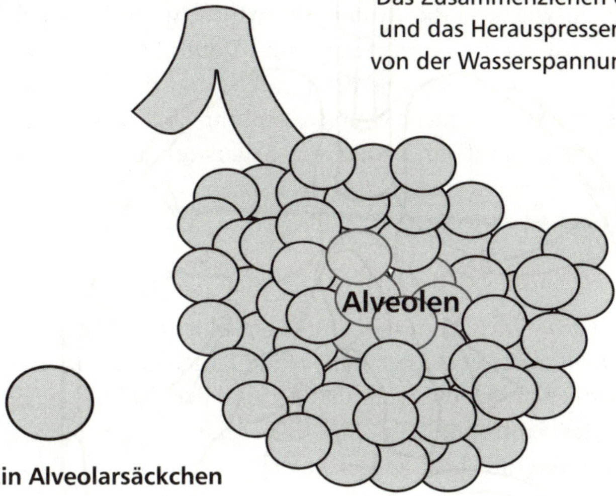

Abbildung 6: Die Bewegungen der Brustwand und des Zwerchfells reichen nicht aus, um die Luft gleichmäßig aus den Alveolen (Alveolarsäckchen) in der gesamten Lunge herauszupressen. In der Lunge gibt es unzählige Alveolarsäckchen. Jedes einzelne muss die beim Einatmen aufgenommene Luft wieder abgeben. Hier ist das Geheimnis: Beim Einatmen zieht das gleiche Vakuum, das die Luft einzieht, auch winzige Wassermoleküle in alle Alveolarsäckchen ein. Wassertröpfchen haben die natürliche Eigenschaft, sich gegenseitig anzuziehen. Sie kommen zusammen und formen größere Wassertropfen, welche die Innenwände der Alveolarsäckchen bilden.

Die Kraft, welche die Wassermoleküle zusammenzieht, wird als Oberflächenspannung des Wassers bezeichnet. Diese Kraft wirkt auch auf die Wände der Alveolarsäckchen und zwingt sie sich zusammenzuziehen, wenn die Wassermoleküle sich zusammenbinden. Die Kraft, die durch die Oberflächenspannung des Wassers in den Alveolarsäckchen erzeugt wird, trägt zu der Rückstoßkontraktion des Lungengewebes selbst bei und sorgt dafür, dass sich die Alveolarsäckchen gleichmäßig in der gesamten Lunge zusammenziehen und einen großen Teil der in ihnen enthaltenen Luft herauspressen.

Leistungssportler und Schwerkranke, die ums Überleben kämpfen, zeigen deutlich, wie sehr die Atmung beansprucht wird, so durch schweres Atmen oder starke Expansion und Kontraktion der Brust. Patienten mit solchen Atemproblemen werden heute in einem Sauerstoffzelt oder durch künstliche Sauerstoffzufuhr über einen Nasenschlauch versorgt, damit ihr Kampf um Sauerstoff sich verringert. Junge Sportler haben die größte Lungenkapazität.

Husten

Bei Husten, der bei Menschen mit Atmungsproblemen auftritt, werden sehr schnell circa zwei Liter Luft in die Lunge eingezogen; anschließend schließen sich die Stimmbänder und der Kehldeckel (Epiglottis) auf der Luftröhre sehr eng. Gleichzeitig ziehen sich die Bauchmuskeln und die Muskeln, welche die Rippen miteinander verbinden, kraftvoll zusammen und üben großen Druck auf die Luft in den Lungen aus. Dann öffnen sich schlagartig Stimmbänder und Kehldeckel weit, die Luft in der Lunge bricht heraus und jedes lose Partikel in der Bahn wird zu einem Projektil mit einer Geschwindigkeit von circa 120 bis 160 Kilometern pro Stunde.

Der Husten ist eine Art Reinigungsmechanismus des Lungengewebes, das sich in ständigem Kontakt mit Partikeln befindet, die in der durch die Nase eintretenden Atemluft gelöst sind. Bei Lungeninfektionen und Reizung der Luftröhren (Bronchus und Bronchiolen) wird der Hustenreflex ausgelöst und der Betreffende kann bis zur Erschöpfung husten. Diese Art des Hustens ist normalerweise trocken und kann sehr lästig werden. Asthmatiker haben gewöhnlich einen solchen trockenen Husten, kurz bevor ihre Atemnot und das Ringen um Luft offensichtlich werden. *Es ist dieser anfängliche Husten, der als primärer Indikator eines bevorstehenden Asthmaanfalls erkannt werden sollte.* Der Husten scheint durch den gleichen Prozess verursacht zu werden, der die Schleimsekretion zum Verstopfen der Bronchiolen anregt.

3
Säure-Basen-Gleichgewicht und Asthma

Die wichtigen Probleme in unserem Leben können wir nicht auf dem Erkenntnisstand lösen, den wir hatten, als wir sie schufen.

ALBERT EINSTEIN

Wo liegt das ideale Säure-Basen-Gleichgewicht und wie erreicht man es? Ein pH-Wert von 7,4 in den Zellen und 7,3 bis 7,2 im Blut – das sind ideale Werte. Diese Zahlen werden von einer Skala zur Messung des Säuregehalts im Körper abgelesen. Der »saure« pH-Bereich liegt zwischen 1 und 7; dabei ist 1 saurer als 7. Zwischen 7 und 14 auf der Skala liegt der alkalische oder basische pH-Bereich; 7 ist weniger alkalisch als 14. Auf der pH-Skala ist der Wert 7 neutral. Daher muss der pH-Wert innerhalb und außerhalb der Zellen exakt im oben genannten Bereich bleiben, um die gesundheitserhaltenden Funktionen des Körpers sicherzustellen.

Bei Übersäuerung des Blutes beginnt der Körper drastische Symptome zu erzeugen. Laut Guytons *Textbook of Medical Physiology* liegt der untere Grenzwert bei 6,8 und der obere Grenzwert bei circa 8,0. Mit anderen Worten: Erreicht der pH-Wert im Blut circa 6,8 und bleibt einige Stunden lang auf diesem Wert, so kann der betreffende Mensch nur wenige Stunden überleben. Gleichermaßen wäre auch eine drastische Verschiebung in den alkalischen (basischen) Bereich lebensbedrohlich, so etwa einige Stunden lang ein pH-Wert von 8 im Blut. Jene Werbetreibenden und Verkäufer von den pH-Wert verändernden Filtern, die ihren Kunden raten, stark alkalisches Wasser zu trinken, sollten mit ihren Aussagen und Ratschlägen vorsichtiger umgehen. Sie könnten ihren arglosen Kunden schnell Schaden zufügen.

Wer einen solchen Filter benutzt, sollte *nicht ständig* alkalisches Wasser trinken.

Der Körper besitzt viele säuregepufferte Mechanismen zur Regulierung seines inneren Säure-Basen-Gleichgewichts. *Einer der wichtigsten Mechanismen zur Säure-Basen-Regulierung ist mit dem Atmungsprozess verknüpft.*

Der Gasaustausch in den Lungen reguliert den Säuregehalt des Körpers. Hämoglobin ist ein sehr komplexes Molekül: Es liefert an das Lungengewebe Kohlendioxid, damit dieses über die Luft, welche den Körper verlassen soll, abgegeben wird; gleichzeitig nimmt es Sauerstoff für die Blutzirkulation im Körper auf. Jedes Hämoglobinmolekül besteht aus vier eisenhaltigen, miteinander verbundenen Einheiten (vergleiche *Abbildung 7*). Jedes rote Blutkörperchen enthält eine bestimmte Menge dieser Hämoglobinmoleküle – je nach Wirksamkeit der Blut bildenden Mechanismen.

Während eine solche Hämoglobineinheit sich um ihre eigene Achse dreht, gibt sie das Kohlendioxid, das sie von den außerhalb gelegenen Körperteilen aufgenommen hat, in die wässrige Umgebung in den roten Blutkörperchen ab; an seiner Stelle nimmt sie nun vier Sauerstoffmoleküle auf, die in das rote Blutkörperchen eindringen. Mit zunehmender Konzentration des freien Kohlendioxids in den roten Blutkörperchen entweicht es in die Luft in den Alveolarsäckchen. *Wenn Kohlendioxid die Lungen verlässt, werden die Körperflüssigkeiten stärker alkalisch* – eine ideale Situation für einen gesunden Körper.

Abbildung 7: Jedes Hämoglobinmolekül besteht aus vier eisenhaltigen, miteinander verbundenen Einheiten.

Hämoglobin hat eine weitere wichtige Aufgabe: Es sammelt überschüssige Wasserstoffatome – ein sehr starker Säurefaktor – und bindet diese an seine eigene Proteinstruktur; damit neutralisiert es deren schädlichen Säuregehalt. Bei Asthmaanfällen kann das Ausscheiden überschüssiger Wasserstoffatome in der geringen Menge ausgeatmeter Luft unter Umständen zu einer Übersäuerung führen. Daher ist die Atmung normalerweise lebenswichtig für das Säure-Basen-Gleichgewicht im Körper – sie ist bei weitem der wichtigste pH-regulierende Mechanismus, den der Körper besitzt. Die direkte Beziehung zwischen dem Luftaustausch in den Lungen und einer effektiven Regulierung des pH-Wertes ist auch mit ein Grund dafür, warum die Tiefenatmung in Gymnastikprogrammen und beim Yoga so betont wird.

Bei Asthmatikern ist dieser säureabbauende Mechanismus wegen der geringen Luftaustauschfrequenz in ihren Lungen unzureichend und bleibt eine tödliche Gefahrenquelle. Jedes Jahr sterben Tausende von Asthmatikern aufgrund dieses Ungleichgewichts in ihrer Körperphysiologie. Der tatsächliche »Todesschlag« findet im Gehirn statt, welches durch die unzureichende Sauerstoffversorgung und falsche pH-Wert-Regulierung und damit tödliche Übersäuerung der Gehirnzellenumgebung anschwillt.

Damit haben Sie nun einige Hinweise zur Bedeutung des Wassers bei der Atmung und beim Herauslassen der Luft aus unserer Lunge. Sie sollten auch wissen, dass Wasser lebenswichtig ist, damit die roten Blutkörperchen auf ihrem Weg durch die Lunge mehr Sauerstoff aufnehmen können. Wasser ist ebenfalls sehr wichtig für das Säure-Basen-Gleichgewicht der Nieren: Durch stärkere Urinbildung scheiden die Nieren die überschüssigen Wasserstoffionen aus, die andernfalls einige wichtige Teile in den Zellen, die den zusätzlichen Sauerstoff produzieren, übersäuern würden.

Salz ist ebenfalls für die Regulierung des Säure-Basen-Gleichgewichts im Körper, besonders der Gehirnzellen, lebenswichtig. Das Element Natrium im Salz ist an der Extraktion von Säureradikalen aus dem Inneren der Zellen zur Ausscheidung über die Nieren beteiligt. Natrium ist auch an der Bildung von *Natrium bicarbonicum* in der Magenschleimhaut beteiligt, wodurch diese vor der Magensäure geschützt wird. Auch die Bauchspeicheldrüse produziert Natriumbicarbonat, das gleichzeitig mit dem Eintreten des sauren Mageninhalts in den Darm in dessen oberen Teil ausgeschieden wird.

Ob Sie es glauben oder nicht, ein niedriger Natrium-(also Salz-) Gehalt Ihrer Nahrung kann alle diese Funktionen beeinträchtigen.

Besonders Asthmatiker sollten hinsichtlich der schädlichen Auswirkungen einer salzarmen Ernährung vorsichtig sein. Meiner Meinung nach tritt Asthma größtenteils aufgrund der Kombination von geringer Salzaufnahme und einer sich manifestierenden Dehydration im Körper auf.

4
Fragen und Antworten zu Asthma und Allergien

Eine neue wissenschaftliche Wahrheit wird gewöhnlich nicht in einer solchen Form dargestellt, dass sie ihre Gegner überzeugen könnte. Vielmehr sterben die Gegner aus, und eine neue Generation ist mit der Wahrheit von Anfang an vertraut.

MAX PLANCK

Wenn ich darüber spreche, wie einfach nach meinem physiologischen Ansatz die heilende Wirkung des Wassers zur Behandlung von Asthma und Allergien zu nutzen ist, stellt man mir meist Fragen der nachfolgenden Art. Mit meinen Erklärungen möchte ich dazu beitragen, dass diese Erkenntnisse den zahlreichen asthmakranken Kindern und Erwachsenen und den Millionen Allergikern zugute kommen und dass sie verstehen lernen, warum Wasser das beste natürliche Heilmittel für Prävention und Behandlung dieser Erkrankungen ist.

***Frage:* Warum hat mir mein Arzt nie etwas von dieser »Wasserkur« bei Asthma gesagt?**
Antwort: Wie Sie daraus ersehen, bleibt selbst uns als Medizinern noch viel zu lernen über die medizinischen Eigenschaften von Wasser und seine Bedeutung für unsere Gesundheit. Wasser, aus dem alles Leben stammt, ist der vereinigende Faktor, der den Lebewesen Leben schenkt. Viele Ärzte empfehlen »Flüssigkeit« aufzunehmen und gehen davon aus, dass jede Flüssigkeit, die Sie trinken, wie Wasser wirke. Dies wurde uns allen in der Schule beigebracht. Wir sind über die komplizierten Funktionen von Wasser im menschlichen Körper nicht gut informiert. Darüber hinaus sind wir nicht entschieden genug in unserer Anordnung der Flüssigkeitsaufnahme und machen keine genauen

Mengenangaben. Wir verstehen die chronische (unbeabsichtigte) Dehydration bisher noch nicht genau. Es hat sich noch nicht herumgesprochen, dass die Wirkung einiger »Designer-Getränke«, die wir zu uns nehmen, nicht so gesundheitsfördernd für den Körper ist wie das einfache Wasser, das er braucht.

Wasser ist das grundlegende Element, das die normalen Funktionen aller Teile des Körpers verbindet und unseren Körper zu einer einzigartigen Erscheinung wasserabhängigen Lebens auf dem Land macht. Wasser ist sozusagen der *Cashflow* des Körpers. Und obwohl genug Wasser vorhanden ist, um unseren Durst zu löschen, und wir alle wissen, dass es gut für uns ist, kann der menschliche Körper immer noch chronisch austrocknen. Wir wissen nicht oder verstehen nicht, was mit unserem Körper passiert, wenn wir *nicht* regelmäßig Wasser trinken. Daher legen wir Lippenbekenntnisse über die Bedeutung von Wasser ab, versorgen unseren Körper aber in der Regel trotzdem nie ausreichend damit!

Darüber hinaus sorgen alle koffein- oder alkoholhaltigen Getränke für einen noch stärkeren Wasserentzug und können den Wasserbedarf des menschlichen Körpers keineswegs ersetzen. Koffein und Alkohol zwingen die Nieren, einige der Wasserreserven des Körpers auszuscheiden; es verlässt mehr Wasser den Körper, als in diesen Getränken enthalten ist. Heiße Getränke und Alkohol öffnen außerdem die Poren und verstärken den Wasserverlust über die Haut. Wir verlieren dabei auch etwas Salz, das Element, welches das Wasser im Körper bindet.

Frage: **Dann muss ich also nur dafür sorgen, dass ich genug Wasser trinke, wenn ich durstig bin, richtig?**

Antwort: Falsch. Wie ich bereits erklärt habe, ist der »trockene Mund« als Anzeichen für einen Wassermangel in unserem Körper nicht zuverlässig genug. Es gibt einen übergeordneten Mechanismus, der dafür sorgt, dass wir genug Speichel produzieren, selbst wenn unser Körper relativ ausgetrocknet ist. Es gibt hierfür zwei Gründe: Dies geschieht erstens, damit die aufgenommene Nahrung für das Kauen und Schlucken angefeuchtet wird, und zweitens, damit dem Magen durch etwas wässrigen alkalischen Speichel der Verdauungsvorgang und die Aufspaltung der Nahrung erleichtert wird, falls wir nicht kurz vor der Mahlzeit genug getrunken haben. Wenn wir ein Glas Wasser trinken, gelangt es normalerweise direkt in den Darm und wird innerhalb einer halben Stunde wieder in den Magen ausgeschieden (zurückgeleitet), um diesen auf die Nahrungsaufnahme vorzubereiten. Daher führt eine Austrocknung des Körpers, die in aller Stille Schäden verursacht, nicht unbedingt zu einem trockenen Mund.

Die falsche Vorstellung, dass der »trockene Mund« ein genauer Indikator für Wasserknappheit im Körper sei, hat die medizinische Forschung in den letzten 100 Jahren auf die falsche Fährte gelenkt. Zur Jahrhundertwende forcierte der englische Arzt Walter Bradford Cannon die breite Akzeptanz seiner sehr beschränkten Ansicht, dass das Gefühl eines trockenen Mundes das einzige Zeichen für Durst im menschlichen Körper sei. Einige Jahre zuvor hatte der französische Wissenschaftler Maurice Shiff festgestellt, dass Durst im Körper eine umfassendere Mangelempfindungen erzeuge. Jedoch konnte sich die Ansicht des Franzosen nicht durchsetzen. Hätten die Mediziner Shiffs Ansichten über die anderen Indikatoren der Dehydration zu dieser Zeit genauer studiert, wären wir heute 100 Jahre weiter in dem Spiel, das man erst jetzt zu verstehen beginnt.

Auch heute noch ist nicht allgemein bekannt, in welchem Stadium der menschliche Körper durstig ist und austrocknet. Die potentielle Zerstörung durch eine sich langsam aufbauende, unbeabsichtigte Dehydration in unseren Körpern wird immer noch falsch eingeschätzt, und zwar nur deshalb, weil wir nicht verstehen, auf welche Arten unser Körper tatsächlich Durst zeigt! Wir müssen verstehen, dass wir der Austrocknung vorbeugen müssen und nicht darauf warten dürfen, bis sie sich manifestiert. Wir müssen erkennen, dass Wassermangel sich nicht zwangsweise generalisieren muss, sondern dass einige spezielle Rationierungssysteme aufgebaut werden. Es gibt eindeutige Prioritäten für die Verteilung des vorhandenen Wassers und ein ausgesprochen »rücksichtsloses« Wasserverteilungsprogramm tritt automatisch in Kraft – das in einigen Fällen, bei Asthma, sogar zum Tod führen kann!

Meine klinischen Erfahrungen und wissenschaftlichen Forschungen sagen mir, dass der menschliche Körper eine Reihe verschiedener, hoch spezialisierter Notsignale für Durst besitzt. Wir müssen diese neu entdeckten Indikatoren eines Wassermangels in unserem Körper zur Kenntnis nehmen. Wasser als natürliches Heilmittel ist frei erhältlich; was Sie benötigen, um einige Ihrer gesundheitlichen Probleme zu kurieren, ist vielleicht nur eine geringfügige Veränderung ihrer täglichen Flüssigkeitsaufnahme. Sie gehen vermutlich davon aus, dass alle Flüssigkeiten für den menschlichen Körper gleichermaßen gut seien, genauso gut wie Wasser. Dass einige Getränke Wasser enthalten, heißt jedoch noch lange nicht, dass diese Getränke ähnlich wie Wasser wirken.

***Frage:* Was hat dies alles mit Asthma zu tun?**
Antwort: Asthma und Allergien – Krankheiten, die hauptsächlich mit verschiedenen Antihistaminika behandelt werden – sind wichtige Indikatoren für Wassermangel im Körper. Histamin ist ein sehr wichtiger Neurotransmitter, der hauptsächlich den Durstmechanismus für eine erhöhte Wasseraufnahme reguliert. Es baut auch ein System zur Rationierung des im Körper verfügbaren Wassers bei Wassermangel auf. Histamin ist ein sehr kostbares Element, das im Wassermangel-Management des Körpers eingesetzt wird. Es ist bei uns vom ersten Moment des Lebens im Uterus an. Es ist die »Amme« des einzelligen Fötus. Es erleichtert das Fließen von Wasser und Nährstoffen zum befruchteten Ei und unterstützt es bei der Teilung in zwei Tochterzellen. Es erleichtert dann die Teilung der neuen Zellen während der Schwangerschaft, bis neun Monate später ein vollständig entwickeltes Kind geboren wird. Histamin ist ein Wachstumsfaktor im Körper; daher auch die stärkere Histaminproduktion im Körper von Kindern.

Histamin ist nicht der Bösewicht, als den man es gerne hinstellt. Bei Wassermangel steigt die Histaminproduktion und -aktivität beträchtlich an. In dieser Aktivitätsphase erzeugt Histamin auch die Notfall-Durstsignale und Indikatoren für die Programme der Wasserrationierung, die jetzt eingesetzt hat.

Eine erhöhte Histaminfreigabe in den Lungen verursacht Spasmen (Krämpfe) der Bronchiolen. Diese Bronchospasmen sorgen auf natürliche Art dafür, dass Wasser eingespart wird, welches normalerweise beim Atmen verdampfen würde. Der »Nebel«, den Sie im Winter vor Ihrem Mund sehen, wenn Sie bei kaltem Wetter ausatmen, besteht aus Wasser, das die Lungen beim Ausatmen verlässt.

Wir atmen ungefähr 720 Mal pro Stunde. Stellen Sie sich vor, wie viel Wasser wir beim Atmen in einer Stunde verlieren, an einem Tag, in einer Woche! Könnten wir lange leben, wenn wir den Wasserverlust aus unseren Lungen nicht ausgleichen würden? Wenn wir nicht dafür sorgen, dass dieser Wasserverlust ausgeglichen wird, wie soll dann der Körper mit dieser Krise umgehen? Zuerst werden sukzessive die Programme zum Wassermangel-Management des Körpers aktiviert. Bei einigen Menschen ist die Bronchienverengung – Asthma – die erste Reaktion auf Wassermangel. Kinder sind anfälliger für Asthma als Erwachsene. Ihre Körper wachsen noch ständig, und jede Zelle in einem wachsenden Körper benötigt 75 Prozent ihres Volumens an Wasser. Außerdem sind die Bronchialbäume bei Kindern kleiner und weniger starr; sie können noch leichter verengen als voll entwickelte Bronchialbäume mit einer festen Knorpelstütze. Auch die für eine Neuverteilung »anzapfbare« Wasserreserve ist im Körper von Kindern geringer. Aus diesen Gründen tritt bei Kindern, die unter Wassermangel leiden, eher Atemnot (Asthma) auf als bei Erwachsenen.

Asthmaanfälle bei körperlicher Betätigung und Stress gehören ebenfalls zum Wassereinsparungs- und Krisenmanagementprozess. Ein Asthmaanfall nach dem Essen ist ein klassischer Indikator für Wasserentzug. Wenn wir beim Essen kein Wasser trinken, um die in den Magen »gestopfte« Nahrung zu »verflüssigen« und zu verdauen, wird das für den Abschluss des Verdauungsprozesses benötigte Wasser vom restlichen Körper ausgeliehen. Dieses wiederholte »Schnorren« von Wasser an den verschiedensten Stellen wird bei bereits von Wassermangel bedrohten Menschen mit einer Prädisposition für Asthma einen Asthmaanfall beschleunigen.

Sowohl emotionaler als auch körperlicher Stress verursachen einen noch gravierenderen Wassermangel in einem bereits ausgetrockneten Körper. Das »freie« Wasser, das für neue Funktionen verfügbar ist, wird sehr schnell in den chemischen Reaktionen aufgebraucht, die zur Stressbewältigung oder (bei körperlicher Aktivität) zum Öffnen des muskulären Gefäßbettes in den Muskeln einsetzen. Daher haben Asthmatiker von Natur aus Angst vor Essen und Gymnastik.

Frage: **Ich habe noch nicht genau verstanden, was Histamin bewirkt. Können Sie dies genauer erklären?**
Antwort: Bei Wassermangel sorgt Histamin dafür, dass das im Körper verfügbare Wasser möglichst sparsam eingesetzt und nach Priorität der Aufgaben verteilt wird. Ist der Körper wieder besser mit Wasser versorgt, so werden Histaminproduktion und übermäßige -freigabe proportional gehemmt.

Die Wirkung von Wasserentzug und nachfolgender Wasserzufuhr auf die Geschwindigkeit dieser Histaminproduktion in den entsprechenden Zellen (= in allen Geweben vorhandene Mastzellen sowie basophile weiße Blutkörperchen, die zusammen mit den anderen weißen Blutkörperchen im Blut zirkulieren) wurde in mehreren Tierversuchen nachgewiesen. Bei Wassermangel stellen diese histaminproduzierenden Zellen verstärkt diesen chemischen Stoff her. Bei ausreichender Wasserversorgung reduzieren diese Zellen die Histaminproduktions- und -freigaberate. Physiologisch ist erwiesen, dass Wasser selbst sehr starke natürliche Antihistamin-Eigenschaften in den Körpern der meisten Lebewesen einschließlich des Menschen aufweist. Wissenschaftler waren sich dieser Tatsache schon seit vielen Jahren bewusst, aber der medizinische Berufstand tappt immer noch im Dunkeln; auch daher stammen unsere aktuellen Probleme mit dem Gesundheitssystem und seinen Kosten.

Histamin reguliert in aller Stille auch die meisten wichtigen Funktionen des Immunsystems. Alle weißen Blutkörperchen sind auf ihrer Membran mit einer der beiden Empfängerpunktarten, die für diesen Neurotransmitter bekannt sind, ausgestattet. Diese Empfängerpunkte, die Rezeptoren, sind in ihrem Einfluss auf das Innere der jeweiligen Zelle hochspezifisch.

Ist das Histamin jedoch stärker zur Wasserregulierung aktiv, sind einige der auf Histamin angewiesenen regulatorischen Funktionen des Immunsystems gehemmt, damit die im Moment lebenswichtigeren Wassermangel-Managementprogramme ausgeführt werden können. Die Entwicklung dieses Hemmungsmechanismus ist einfach zu begründen. Er soll dafür sorgen, dass bei Dehydration und einer demzufolge erhöhten Histaminproduktion für das Wassermangel-Managementprogramm diese erhöhte Histaminproduktionsrate die Aktivität des Immunsystems nicht in der gleichen Art »aufheizt«, wie es bei einer Infektion der Fall wäre. Dieser Prozess erklärt auch, warum man bei einer Infektion unbedingt große Mengen Wasser trinken muss.

***Frage:* Wie unterdrückt denn überschüssiges Histamin das Immunsystem und verursacht Allergien?**
Antwort: Im Knochenmark befinden sich sehr viele spezielle weiße Blutkörperchen, die auf Histamin empfindlich reagieren. Einige dieser weißen Blutkörperchen im Knochenmark hemmen und andere wiederum stimulieren die Aktivität der Mutterzellen im Knochenmark, welche alle im Blutkreislauf vorhandenen Zellen produzieren. Im Knochenmark befinden sich doppelt so viele hemmende wie das Immunsystem stimulierende weiße Blutkörperchen. Daher unterdrückt eine Dehydration, welche die Produktion und Freigabe eines Histaminüberschusses verursacht, auf lange Sicht automatisch das Immunsystem des Körpers – und zwar im Knochenmark. Aus diesem Grund fällt das Immunsystem auch bei anderen Krankheiten aus (so auch bei Krebs), wenn der Körper lange Zeit unter »Dürre« gelitten hat.

Jedoch wird selbst bei Unterdrückung des Immunsystems aufgrund überhöhter Histaminproduktion und -speicherung durch länger anhaltende Austrocknung ein Reiz für die Histaminfreigabe vonseiten des Immunsystems eine größere Histaminfreigabe in die Gewebe produzieren. Zur gleichen Zeit wird die Antikörperproduktion proportional gehemmt. Bei Wassermangel kann das Immunsystem nicht seine volle Wirkung bei den vielen Antigenen entfalten, welche die Luftwege und die Außenhäute des Auges überfluten, die ebenfalls ständig feucht gehalten werden müssen.

Bei Wassermangel würden die Häute der Nase und der Augen normalerweise austrocknen, wenn es nicht Histamin und seine untergeordneten chemischen Stoffe gäbe, die für eine stärkere Wasserverteilung an diese Organe sorgen. Es ist eine stärkere Sekretion der Tränendrüsen erforderlich, die nicht nur die Augen feucht halten, sondern auch die angreifenden Pollen von den empfindlichen Häuten der Augenlider und des Augapfels wegschwemmen. Es muss natürlich zu einer übersteigerten Histaminaktivität kommen, damit vermehrt Wasser auf die empfindlichen Häute, welche Augen und Nasenwege bedecken, gelangt.

Tränen und Nasensekrete müssen reichlich fließen, diese wässrigen Sekrete müssen auch die freiliegenden Membranen waschen und reinigen. Dies ist der einzige Weg, wie sich der Körper gegen verschiedene Arten feindlicher Pollen wehren kann, die nicht durch die entsprechenden (bei Wassermangel nicht in ausreichendem Maße vorhandenen) Antikörper neutralisiert werden können. Mit anderen Worten, die einzige Alternative zum Umgang mit angreifenden Pollen bei Wassermangel ist es, diese wegzuwaschen – aus diesem Grund kommt es zu dem unangenehmen Gefühl tränender Augen und laufender Nase. Pollenallergien sind Ergebnis chronischen Wassermangels im menschlichen Körper. Anderenfalls wäre es die Norm, dass jeder unter einer Allergie leidet! Allergische Reaktionen auf bestimmte Nahrungsmittel unterliegen dem gleichen Prinzip. Je »fester« unsere Nahrung ist (Aufspalten, Verdauung und Absorption fester Nahrung verbrauchen eine Menge Wasser), desto stärkere allergische Reaktionen können auftreten, wenn man unter Dehydration leidet.

Bitte bedenken Sie: Nicht jeder Mensch reagiert allergisch. Es ist die Norm, *keine* Allergie zu haben. Es ist die Norm, ausreichend mit Wasser versorgt zu sein. Es ist nur Ergebnis einer erfolgreichen Marketingstrategie der Getränkeindustrie, dass wir dazu neigen, wohlschmeckende, aber alles andere als gesundheitsförderliche Getränke statt des natürlichen Wassers zu uns zu nehmen, auf das unser Körper eigentlich eingestellt ist.

***Frage:* Wollen Sie damit sagen, dass man Asthma und Allergien verhindern kann, wenn man mehr Wasser trinkt?**

Antwort: Ja, das können Sie ganz natürlich. Wenn Sie die Physiologie des menschlichen Körpers und die Rolle des Histamins bei der Wasserregulierung und im Wassermangel-Management verstehen, erkennen Sie, dass die chronische Austrocknung bei den meisten Menschen die primäre Ursache von Allergien und Asthma ist. Größere Wasseraufnahme – absichtlich und regelmäßig – wäre eine gute Vorbeugung und bevorzugte Behandlung. Alle Menschen, die unter Asthmaanfällen oder allergischen Reaktionen auf verschiedene Pollen oder Nahrungsmittel leiden, sollten die tägliche Wasseraufnahme strikter beachten. Dieser Personenkreis wird auch andere Indikatoren von Wassermangel aufweisen, die erkannt und entsprechend behandelt werden müssen, bevor ein schwerer Asthmaanfall möglicherweise lebensgefährlich wird. Vergessen Sie nicht, die chemischen Bahnen, die mit Austrocknung zu tun haben, haben kein »Gehirn«, sie stürzen kaskadenähnlich nach vorne. Sie werden tatsächlich »chemische Kaskaden« genannt. Diese durch Wassermangel hervorgerufenen chemischen Kaskaden töten jährlich mehrere Tausend Asthmatiker. Sie können leicht durch Wasser und Salz, zwei starke, natürliche Antihistaminika, »abgestellt« werden.

Bestimmte Chemikalien und giftige Gase können auch Atemnot oder Reizhusten auslösen, die auf einen drohenden Asthmaanfall hinweisen. Die Lungen werden verschlossen, um zu verhindern, dass ein giftiger chemischer Stoff in das Innere des Körpers gelangt, wo er empfindliche Zellen, insbesondere die Gehirnzellen, schädigen könnte.

Um Ihnen zu verdeutlichen, wie wichtig es ist wachsam zu sein, wenn man auf chemische Stoffe empfindlich reagiert, möchte ich Ihnen von mir selbst berichten. Mein Körper reagiert sehr empfindlich auf bestimmte chemische Stoffe. Jahrelang benutzte ich Cremes oder Sprays gegen Moskitos, wenn ich in Gebiete reiste, wo es die malariaübertragenden Moskitos gab. Ich stellte fest, dass einige dieser Cremes und Sprays zu einer Rötung und Schwellung meiner Haut führten. Ich benutzte sie daher nicht länger und passte besser auf, dass ich nicht mehr in Kontakt mit Moskitos kam.

Als junger Mann studierte ich in London an der *St. Mary's Hospital Medical School* und arbeitete anschließend dort als Arzt. Dabei wurde mir eine schwache allergische Reaktion bewusst, wie ich glaubte auf die Chemikalien, mit denen ich in Kontakt kam. Ich achtete nicht besonders darauf, da die Reaktionen nicht ernsterer Art zu sein schienen. Ich reagierte auch empfindlich auf mein ledernes Uhrband. Wenn ich Sport trieb und das Lederband durch Schweiß feucht wurde, wurde auch die Haut unter dem Band rot, begann zu jucken und zeigte Schwellungen. Ich musste mir ein Metalluhrband zulegen.

Die gleiche Hautreaktion trat auch in dem Bereich unter der Gesäßtasche auf, in der ich meine Brieftasche trug. Es hatte den Anschein, dass der Schweiß die Chemikalien, die zur Ledergerbung eingesetzt worden waren, herauslöste und diese bei Kontakt mit der Haut eine Entzündung oder Kontaktdermatitis auslösten.

Behalten Sie diese Geschichte der Chemikalienempfindlichkeit im Hinterkopf, während ich Ihnen einen wichtigen, aber bis heute nicht bedachten Auslösemechanismus für Asthmaanfälle vorstelle.

In den frühen sechziger Jahren des zwanzigsten Jahrhunderts wurde das erste Antibiotikum gegen Pilzinfektionen auf den Markt gebracht. Es war mit dem Penicillin verwandt. Das Medikament band sich an die Keratinschicht der Haut, wodurch diese gegen das Eindringen des Pilzes resistent wurde. Ich testete es bei einem Nagelpilz, der sich in zwei Finger eines fünfjährigen Mädchens einfraß. Es vollbrachte Wunder und verhinderte das Ausbreiten des Pilzes auf die anderen Finger. Die Infektion klang nach wenigen Tagen ab.

Einige Zeit später bekam ich eine Pilzinfektion zwischen meinen Zehen. Ich spielte täglich mehrere Stunden Tennis und der Schweiß und die Feuchtigkeit müssen einen idealen Nährboden für die Pilzarten geboten haben, die man häufig in Duschräumen findet. Ich versuchte, die Infektion mit dem neu entdeckten Antibiotikum loszuwerden. Nach circa zwei Wochen begann ich allergisch auf das Medikament zu reagieren und mein Immunsystem reagierte auf die neue Keratin-Antibiotikum-Kombination. Mir fielen Haare an Beinen, Armen, Brust, Schultern und Nacken aus. Es gelang mir, einige Haare auf meinem Kopf zu retten, indem ich sofort mit einer Kortisonbehandlung begann.

Viele Jahre später schwamm ich an einem Nachmittag im Spätsommer, als ich feststellte, dass ich von Stechmücken »aufgefressen« wurde. Statt nun das Vergnügen des Schwimmens sein zu lassen, griff ich nach einem Stechmückenabwehrmittel, das meine Schwägerin bei sich hatte, und sprühte Nacken und Schultern ein. Sofort ging mir die Dummheit dieser Tat auf. Meine Lippen schwollen an und wurden taub. Nur wenige Minuten später waren wir schon in der Notaufnahme des nächsten Krankenhauses. Ich bat die Schwester, mir zuerst eine Adrenalininjektion zu verabreichen und erst dann die Formulare auszufüllen. Sie schaute mir nur kurz ins Gesicht und brachte mich schleunigst zum Notarzt, der die Schwester sofort anwies, mir eine Injektion zu verabreichen, um ein weiteres Voranschreiten meiner allergischen Reaktion zu verhindern.

Nun wissen Sie also, dass ich medizinisches Wissen auch aus den Reaktionen meines Körpers in bestimmten Situationen gewinne, und ich achte auf seine Fähigkeit, sich an Elemente, die nicht gut für ihn sind, zu erinnern und diese wieder zu erkennen. Wir alle besitzen dieses »Körpergedächtnis«, das beispielsweise giftige Chemikalien erkennt. Wir müssen dieses Phänomen aber sorgfältig beachten. Wir alle müssen zu »Spürhunden« werden, wenn wir in unserer heutigen, kommerziell orientierten Gesellschaft gesund leben wollen, in der wir mehr und mehr dazu verleitet werden, chemische Produkte anzuwenden, die für unseren Körper angeblich gut sind.

Wie Sie aus der nun folgenden Geschichte ersehen können, wurde ich erneut Opfer von Chemikalien, die in einem stark beworbenen Produkt eingesetzt waren. Die Geschichte illustriert, das eine erworbene Allergie auf Chemikalien äußerst ernst zu nehmen ist.

Ich bin ein relativ gesunder Mensch. Ich gehe spazieren und treibe Sport, nicht so viel, wie ich sollte, aber immer wenn ich von meiner Arbeit fort kann, spiele ich Golf. Ich laufe das Grün ab und trage meine Schläger selbst. Am Ende fühle ich mich fast noch so frisch wie am Anfang. Ich leide nicht unter Kurzatmigkeit. Wenn ich nicht nach draußen kann, setze ich mich auf meinen Hometrainer und fahre 30 bis 90 Minuten Rad. Ich bin dann zwar schweißüberströmt, mir geht aber nicht die Luft aus.

Letzten Herbst in Florida fühlte ich plötzlich nachts, dass ich keine Luft mehr bekam, und erlitt einen typischen Asthmaanfall, während ich im Bett lag. Ich war überrascht und betroffen. Glücklicherweise hatte ich Wasser und Salz neben dem Bett. Ich trank zwei Gläser Wasser und gab einige Körner Meersalz auf meine Zunge. Die Kurzatmigkeit hörte rasch auf und verschwand innerhalb weniger Minuten. Der Vorfall war vorbei und ich vergaß ihn rasch.

Einige Nächte später jedoch hatte ich wieder das gleiche Symptom. Jetzt machte ich mir ernsthafte Sorgen, konnte aber nicht verstehen, woher dieses überraschende Problem kam.

Meine Frau ist Chinesin. Sie ist intelligent und liest viel. Wenn Sie eine Zeitschrift aufschlägt, kann sie stundenlang lesen, ohne *einmal* ihre Position zu verändern! Sie liest äußerst gerne neue Ideen und Ansichten. Sie hat sich die westliche Wertvorstellung angeeignet, dass man sich gesund erhalten und auf gutes Aussehen Wert legen sollte. Sie hat die Meinung akzeptiert, dass man, um sein jugendliches Aussehen zu bewahren, nicht etwa Wasser und Seife zur Gesichtsreinigung benutzt, sondern zahlreiche Cremes, welche die Feuchtigkeit in der Haut speichern.

Ich hatte nie den Verdacht gehabt, dass irgendetwas in ihren Kosmetika Auslöser für meine Beschwerden hätte sein können. Erst als sie erzählte, dass sie eine neue Kosmetikserie entdeckt habe, die wesentlich wirksamer und noch dazu weitaus billiger sei als die bisher verwendeten Produkte, wurde ich stutzig. Sie war besonders angetan von der Tatsache, dass eine Firma, die für ihre nicht Allergie auslösenden Seifen bekannt war, diese Produktserie entwickelt hatte.

Urplötzlich richtete sich meine Aufmerksamkeit auf den Zeitpunkt, an dem sie mit der Anwendung dieser Produkte begonnen hatte. Ich leistete einige Detektivarbeit und stellte fest, dass sie die Nachtcreme sehr großzügig verwendete, und zwar direkt bevor sie sich schlafen legte. Sie zeigte mir die Produkte und ich stellte fest, dass die Nachtcreme als Reiniger einen chemischen Stoff enthielt, der »alles entfernt, was die Poren verstopfen könnte«. Es war mir klar, dass mein Körper auf einen Bestandteil dieser Nachtcreme reagierte. Haftungsausschluss und Warnhinweise auf dem Cremetopf sowie die Empfehlung, bei geringsten Anzeichen einer Reaktion das Produkt abzusetzen, bestätigten mir, dass solche Probleme wie die meinigen auftreten konnten.

Ich hatte das starke Gefühl, dass diese neue Reinigungscreme, mit der ich natürlich jedes Mal in engen Kontakt kam, wenn ich mich dem Gesicht meiner Frau näherte, der Auslöser für meine Reaktion war. Mein Körper mochte nicht, was sie meinem Lungengewebe antat, und riet mir, davon wegzubleiben – auch wenn dies bedeutete, mich von dem Gesicht meiner Frau fern zu halten!

Ich bat meine Frau, die Creme nicht mehr zu benutzen. Sie war mit meinen Erklärungen nicht zu überzeugen und äußerte Ungläubigkeit.

Schließlich hatte sie eine Menge Geld bezahlt, um einen Cremevorrat für einige Monate zu kaufen. Sie glaubte, wenn sie sich zurückhalten und nur wenig Creme auftragen würde, wäre dies harmlos und ich hätte nichts dagegen. Jedoch begann ich wieder zu husten, bekam Atemnot und einen Asthmaanfall, als ich mich das nächste Mal ihrem Gesicht näherte, das sie mit dieser Creme behandelt hatte. Jetzt begriff meine Frau, dass ein chemischer Stoff, der so gefährlich für *meine* Gesundheit war, auch *ihre* Gesundheit angreifen konnte. Sie benutzte diese Kosmetikserie nicht länger und verwendet jetzt eine »natürliche« Produktlinie, die keine chemischen Stoffe enthält. Ich hoffe sehr, dass sie nicht noch einmal von der Werbung getäuscht wird.

Die »Moral« dieser Geschichte ist eine zweifache: Erstens, seien Sie vorsichtig mit Kosmetika, die zu viele Inhaltsstoffe haben, wovon die meisten chemischer Art sind. Zweitens, informieren Sie sich über chemische Produkte, die sie gewohnheitsmäßig und über einen längeren Zeitraum anwenden. Ihr Körper wird früher oder später auf die Chemikalien in Kosmetika oder Sprays reagieren.

Natürlich unterscheiden sich Chemikalien, die Allergien auslösen, von natürlichen, pflanzlichen Produkten wie Pollen, bei denen der Körper gelernt hat, sie durch seine Armee von Antikörpern zu neutralisieren, die das »gegnerische« Protein angreifen und seine chemisch aktive »Oberfläche« abdecken. Wasser hilft ausreichend natürliche und wirksame Antikörper zu produzieren, welche die Antigene direkt an dem Ort, an dem sie in den Körper eindringen (Augen, Nase, Lunge usw.), neutralisieren.

Ein gut »bewässerter« Körper wird mehr als genug Antikörper produzieren, um sich gegen feindliche Eindringlinge wehren zu können, zum Beispiel auch gegen Hausstaubmilben und winzige Organismen, die sich Zugang zum Inneren des Körpers verschaffen. Die Reaktion des Körpers auf feindliche *Chemikalien* unterscheidet sich von seiner Reaktion gegen biologische Stoffe, die Proteine als Bestandteile haben.

Der Körper kann mit Antikörpern, die auf fremde *Proteine* spezialisiert sind, ein Verteidigungssystem errichten, er kann sich aber nicht gegen schädliche Gase und Chemikalien schützen. Daher konnte mir das chemische Lösungsmittel etwas anhaben, während ich auf Hausstaubmilben oder Pollen *nicht* allergisch reagiere. Gegen *diese*

Partikel produziert mein Körper Antikörper, doch um zu verhindern, dass giftige Gase oder Chemikalien Zutritt erhalten, muss er einfach meine Lunge verschließen. Zu Ihrer Information: Das Organ, welches chemische Gifte verarbeitet und langsam abbaut, ist die Leber.

***Frage:* Wie können Sie behaupten, dass Wasser und Salz Asthma und Allergien heilen, wenn es doch heißt, dass sie genetisch bedingte Krankheiten seien?**
Antwort: Die Forschung konzentriert sich immer stärker auf die genetischen Aspekte einer Krankheit. Aber was bedeutet es wirklich, wenn behauptet wird, dass Krankheiten genetisch gesehen unabwendbare Begleiterscheinungen des Lebens seien? Was Sie damit akzeptieren sollen, ist die Unterstellung, dass es Ihr eigener genetischer »Fehler« sei, wenn Sie gesundheitliche Beschwerden haben, und dass Sie bestenfalls damit rechnen dürfen, das unter Kontrolle zu bekommen, indem Sie sich einem kommerziellen Behandlungsprogramm unterwerfen.

Ich glaube, dass dieser Ansatz ein Vorspiegeln falscher Tatsachen und das Ergebnis vieler Jahre fehlgerichteter Forschung über die Ursache menschlicher Erkrankungen ist. Zunächst einmal hat sich das genetische Erbe der Menschheit im Laufe der Jahre nicht so drastisch und schnell verändert, dass es einen solch dramatischen Anstieg im Auftreten einiger Krankheiten rechtfertigen würde. Die Zahl der Krebskranken hat in den letzten 30 Jahren stark zugenommen, die Anzahl der Asthmaerkrankungen ist in den vergangenen 20 Jahren dramatisch angestiegen und auch Allergien, Lupus, was immer Sie wollen, treten wesentlich häufiger auf als noch vor 50 Jahren.

Soll das etwa heißen, der genetische Pool sei in so kurzer Zeit so krankheitsanfällig geworden? Nein! Es bedeutet, dass der Hauptfaktor bei der Entstehung von Krankheiten nicht der genetische Pool, sondern der Lebensstil der Menschen ist, der jede Phase des kontinuierlichen Übergangs von der Kindheit bis zum hohen Alter und zum Tod so drastisch verkürzt.

***Frage:* Wie viel Wasser sollte man trinken?**
Antwort: Wenn Sie unter Allergien und Asthma leiden, sollten Sie damit beginnen, täglich regelmäßig Wasser zu trinken und außerdem re-

gelmäßig Salz einzunehmen. Weitere Informationen enthält das Kapitel 8 über Ernährung und Salz. Sie sollten keine koffeinhaltigen und alkoholischen Getränke zu sich nehmen, zumindest bis sich Ihr Zustand wieder reguliert hat. Denken Sie immer daran, dass einige Flüssigkeiten kein angemessener Ersatz für einfaches Wasser sind, besonders bei Kindern (auch dazu mehr im Kapitel über Ernährung).

Menschen mit normalen Herz- und Nierenfunktionen sollten damit beginnen, ein bis zwei Gläser Wasser jeweils eine halbe Stunde vor jeder Mahlzeit zu trinken und ein Glas Wasser zweieinhalb Stunden nach der Mahlzeit. ***Trinken Sie Wasser, wann immer Sie sich durstig fühlen, selbst während einer Mahlzeit.***

Kinder benötigen Wasser für das Zellwachstum. Fünfundsiebzig Prozent des Zellvolumens müssen während des Wachstums mit Wasser gefüllt sein. Natürlich benötigen kleinere Kinder weniger Wasser als Erwachsene. Als Faustregel für die täglich benötigte Wassermenge kann gelten: *gut 30 ml Wasser pro Kilogramm Körpergewicht.* Ein 25 kg schweres Kind benötigt somit mindestens 750 ml Wasser. Manche Kinder benötigen vielleicht 50 ml Wasser pro Kilogramm Körpergewicht. Sie müssen auch etwas Salz zusätzlich einnehmen.

Mit zunehmendem Alter nimmt unser Durstgefühl ab; wir erkennen nicht, dass unser Körper durstig ist. Die chronische Austrocknung bei älteren Menschen kann zu Herz- und Nierenschäden führen. Patienten mit Herzproblemen und Nierenerkrankungen, die sich in Behandlung befinden, sollten ihre Wasseraufnahme langsam steigern, wenn möglich unter Aufsicht ihres behandelnden Arztes. Die Urinausscheidung sollte mit zusätzlichem Wasserkonsum steigen. Wenn es innerhalb von zwei vollen Tagen keinerlei Hinweis auf eine stärkere Urinproduktion gibt, ist ein Arzt aufzusuchen. Die Farbe des Urins bei Menschen, die Wassermangel haben (und die keine Vitamine einnehmen, welche den Urin verfärben könnten) ist dunkelgelb bis orange. Bei besser mit Wasser versorgten Menschen ist der Urin von heller Farbe.

Kinder und Erwachsene, die Asthmaanfälle bei sportlicher Betätigung und größeren Anstrengungen erleiden, sollten immer daran denken, Wasser zu trinken, ehe sie mit dem Sport beginnen, und sie sollten keine koffeinhaltigen Softdrinks zu sich nehmen. Sie sollten vor dem Sport auch etwas Salz zu sich nehmen – Salz verstärkt die

Vitalität. Sie sollten ihren Konsum an Orangensaft reduzieren (falls sie mehr als zwei Gläser pro Tag zu trinken gewohnt sind). Durch seinen hohen Kaliumgehalt kann Orangensaft in größeren Mengen eine stärkere Asthmaanfälligkeit verursachen. Der Wasserbedarf des Körpers kann nicht gänzlich durch Säfte oder andere kaliumhaltige Getränke ausgeglichen werden. Das Gleiche wie für Orangensaft gilt für zu viel Milch. Zum Ausgleich der Natrium-Kalium-Aufnahme ist es sicherer, dem Orangensaft etwas Salz hinzuzufügen.

Frage: **Wie kann ich Wasser einsetzen, um starke allergische Reaktionen zu lindern oder zu behandeln?**
Antwort: Bei starken allergischen Reaktionen sollte man sofort mindestens drei bis vier Gläser Wasser trinken und ein wenig Salz einnehmen, um Kreislaufprobleme zu vermeiden. Diese können auftreten, wenn die Blutzufuhr zur Haut in einem solchen Maße zunimmt, dass Ausschläge, Flecken oder gar Ödeme und Schwellungen auftreten. In dieser Situation wirken Wasser und Salz wie sehr starke Antihistamine und erhöhen die Urinproduktion, damit die giftigen Stoffe, die die Ausschläge verursachen, mit dem Urin ausgeschwemmt werden.

Setzt man gleichzeitig den Körper von außen dem Wasser aus, beispielweise durch Baden oder Duschen, so kann dies das Jucken und andere Symptome lindern. Am besten stellt man sich unter die Dusche und wechselt minütlich zwischen heißem und kaltem Wasser. Das Wasser sollte so heiß und kalt sein, wie Sie es aushalten können. Dadurch werden die Chemikalienreserven der örtlichen Nerven ausgeschöpft und schließlich die Reaktionen der Nervenendigungen auf der Haut beendet. Normalerweise reichen fünf bis zehn Minuten Wechselduschen aus, wobei man mit kaltem Wasser aufhört, um den Juckreiz vollständig zu beseitigen.

Ich möchte Ihnen von einem Fall berichten, den ich auf diese Art behandelt habe. Bei einem jungen Mann, 24 Jahre alt, war plötzlich eine Nahrungsmittelallergie aufgetreten, durch die er einen Ausschlag bekam, der ihn von Kopf bis Fuß bedeckte. Er litt unter einem unkontrollierbaren Juckreiz und dem Zwang sich zu kratzen, wodurch seine Haut geschädigt war. Er sprach innerhalb von Minuten auf diese Heiß-kalt-Behandlung an, und die Hautirritation quälte ihn nicht länger. Ich erwähne diese Art der Allergiebehandlung um zu zeigen, dass sogar in extremen Fällen Wasser sehr wirkungsvoll sein kann.

Die äußere Anwendung von Wasser ist bei vielen Erkrankungen von medizinischem Wert. Sie funktioniert beispielsweise zu Beginn einer Erkältung sehr gut. In Skandinavien ist sie weit verbreitet: Die Menschen heizen in der Sauna ihre Körper auf und springen dann in eiskaltes Wasser.

Ich empfehle, dass jede heiße Dusche mit einer kalten Dusche enden sollte. Auf diese Art gewöhnt sich der Körper mehr und mehr an Temperaturschwankungen. Seit Jahren beginne ich meinen Tag mit einer kalten Dusche und ich hatte weder eine Erkältung noch einen Schnupfen.

***Frage:* Kann ich meine Asthma- und Allergiemedikamente absetzen, wenn ich meine Wasser- und Salzaufnahme erhöhe?**
Antwort: Unter keinen Umständen dürfen Sie sofort Ihre Medikamente absetzen! Beginnen Sie damit mehr Wasser zu trinken und nehmen Sie gleichzeitig ihre Medikamente weiter ein, bis Ihr Bedürfnis danach abnimmt. Sie können dann allmählich die Anwendung der normalerweise verschriebenen Inhalatoren oder Antihistaminika reduzieren, bis Sie diese nicht mehr benötigen – aber immer nur in Absprache mit Ihrem behandelnden Arzt.

Bei hartnäckigen und medikamentenabhängigen Fällen von Asthma und Allergien verbessert die größere Wasseraufnahme die Reaktion des Patienten auf die verschriebenen Medikamente, bis er oder sie diese nicht mehr benötigt. Die Heilung einer durch Wassermangel verursachten chronischen Erkrankung kann länger dauern als erwartet. Die zusätzliche Zeit wird zum Wiederaufbau bestimmter Funktionen benötigt, die durch die »chemischen Kaskaden« zerstört wurden, weil diese einige Produktionssysteme gelöscht haben, die sich aufgrund von Wasserknappheit und unregelmäßiger Lieferung von »Rohstoffen« im »Leerlauf« befanden.

***Frage:* Ist einfaches Leitungswasser gut genug?**
Antwort: Die Auswahl des Wassers sollte nicht zu einem einschränkenden Faktor werden. Solange Leitungswasser kein Blei, Quecksilber,

Pestizide oder andere gefährliche Chemikalien oder Bakterien enthält, sollte es Ihre Flüssigkeit der Wahl sein. Sie brauchen sich um seine »Härte« keine Sorgen zu machen. Das Kalzium, das im Wasser gelöst ist, dient sogar noch einem guten Zweck. Es sorgt dafür, dass der Bedarf Ihres Körpers an Kalzium gedeckt wird. Wenn der Chlorgeruch zu stark ist, füllen Sie das Wasser in einen Krug, den Sie offen stehen lassen, und das Chlor (ein Gas) wird in weniger als einer halben Stunde verdunsten. Das Wasser ist dann »süß« und trinkbereit.

Es ist teilweise in Mode gekommen destilliertes Wasser zu trinken. Die Behauptung, dass destilliertes Wasser besser für Sie sei als jede andere Art von Wasser, beruht auf den kommerziellen Zielen der Hersteller. In jedem Fall filtert der Körper das Wasser, das wir trinken, durch seine Zellmembranen und verwendet »fast destilliertes« Wasser in den Zellen. Sie brauchen sich über dieses Thema keine Sorgen zu machen; der menschliche Körper ist so entwickelt, dass er nichts als gegeben hinnimmt. Außerdem kann die ständige Verwendung destillierten Wassers auf lange Sicht einige Mineralien aus den Zähnen herauslösen, da dies der erste Punkt ist, an dem es mit etwas Löslichem in Kontakt kommt. In jedem Fall ist Wasser nur so lange destilliert, wie es sich in der Flasche befindet. Sobald es in den Körper aufgenommen wird, wird es mit dem gemischt, was sich im Darmtrakt befindet – Nahrungsreste und Nebenprodukte der Darmbakterien und -flora. Man kann destilliertes Wasser verwenden, wenn keine andere natürliche Wasserquelle vorhanden ist, zum Beispiel auf einem Boot oder Schiff auf hoher See. Ein Destilliergerät für Trinkwasser zu verwenden ist teuer und aufwendig.

***Frage:* Auf welche Komplikationen sollte ich achten?**
Antwort: Bei vermehrter Wasseraufnahme, die zu vermehrter Urinproduktion führt, kann es zu einem Verlust an Salz, Mineralien und wasserlöslichen Vitaminen kommen. Es ist dann nötig, dass Sie ihre tägliche Salz- und Vitaminaufnahme ergänzen. Wenn Sie Krämpfe bekommen, können Sie davon ausgehen, dass das Salz in Ihrer Nahrung für den Bedarf Ihres Körpers nicht ausreicht. Sie sollten Ihrer Nahrung etwas mehr Salz beifügen, solange Sie mehr Wasser trinken. Salz wirkt wie ein natürliches Antihistamin. Es hilft auch dabei, zähen

Schleim aufzulösen und ihn flüssiger zu machen, damit er sich leichter vom Lungengewebe löst und abgehustet werden kann. Ein Salzmangel in der Nahrung kann entscheidend zu Asthmaanfällen beitragen. Auch wenn sich bei vermehrter Wasseraufnahme ein leichtes Gefühl der Übelkeit zeigt, ist dies ein Zeichen von Salzmangel in Ihrem Körper.

***Frage:* Wo erhalte ich weitere Informationen zu den heilenden Eigenschaften von Wasser?**
Antwort: Mehr über die komplexen Funktionen des Wassers können Sie in meinem Buch *Wasser – die gesunde Lösung* (erschienen bei VAK) nachlesen. Dieses Buch soll die breite Öffentlichkeit über einige entscheidende Einsichten zu den neu entdeckten Durstsignalen des menschlichen Körpers informieren. Wenn Sie mehr über chronischen Wassermangel als Krankheitsursache erfahren wollen, ist dieses Buch bestens geeignet, Ihnen das Wissen zu vermitteln, das bisher zu diesem neu erschlossenen Themengebiet bekannt ist.

Die Informationen in dem genannten Buch enthüllen, warum Wasser das einzige natürliche Heilmittel für einige unserer alltäglichen »Krankheiten« ist. Das Buch basiert auf dem wissenschaftlichen Hintergrund meiner ausgedehnten Forschungen zu der Beziehung zwischen Stress und Wasserstoffwechsel im Körper, einschließlich der wasserregulierenden Aufgabe des Neurotransmitters Histamin. Ich hatte die Ehre und das Vergnügen, diese Themen bereits bei verschiedenen internationalen Konferenzen, in wissenschaftlichen Publikationen, Interviews, Selbsthilfebüchern und öffentlichen Vorträgen vorstellen zu können.

5
Erfahrungsberichte: Wie Wassertrinken Asthma und Allergien linderte

In der Kunst des Lebens erfindet der Mensch nichts; aber in der Kunst des Todes überbietet er die Natur selbst und erzeugt durch Chemie und Technik all die Verheerung durch Seuchen, Pest und Hungersnot.

George Bernard Shaw

Die folgenden Erfahrungsberichte sollen Ihnen die Ergebnisse meiner Forschungen verdeutlichen. Hier erzählen Menschen, die unter Asthma und Allergien litten, wie ihre Krankheiten durch vermehrte Wasser- und Salzaufnahme gelindert wurden. (Die Berichte sind stellenweise um solche Details gekürzt, die sich speziell auf die USA beziehen und nur für amerikanische Leser von Interesse sind. Anmerkung des Verlags)

* * *

Jeremy Christopher war acht Jahre alt, als ich 1995 das erste Mal von seinem Asthmaproblem hörte. Er ist der Sohn von Dr. Cheryl Brown-Christopher, einer Ärztin. Seit seinem dritten oder vierten Lebensjahr litt Jeremy unter schweren Allergien und Asthma. Ende März 1995 ging es ihm sehr schlecht, weil seine oberen Luftwege extrem blockiert waren. Er hustete ständig (eine Komplikation des Asthmas) und litt unter starker Kurzatmigkeit. Er wurde mit zwei verschiedenen Medikamenten behandelt (Benadryl und Albuterol Inhalator – vgl. *Abbildung 8*), durch die er ständig müde war. Außerdem wurde er verschlossen und zog sich von den gemeinsamen Aktivitäten in der Schulklasse zurück. Auch waren seine Zensuren schlecht.

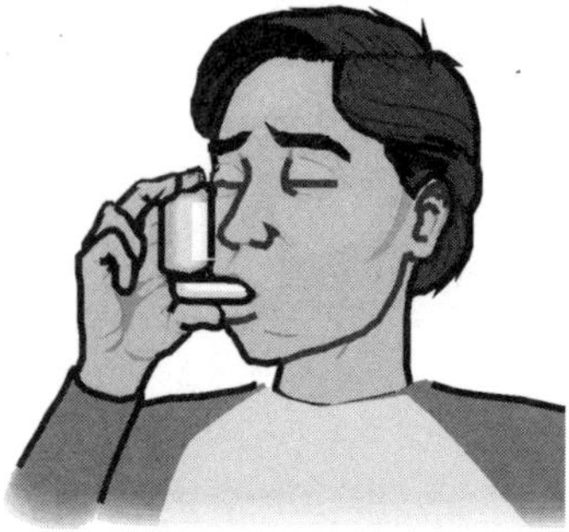

Abbildung 8: Albuterol Inhalator

Seine Mutter las das Buch *Wasser – die gesunde Lösung* und setzte sich anschließend mit mir in Verbindung, um die Probleme ihres Sohnes zu besprechen. Wir kamen zu dem Schluss, dass Jeremy keine industriell produzierten Getränke mehr zu sich nehmen sollte, sondern stattdessen acht bis zehn Tassen klares Wasser pro Tag. Er sollte zwei Tassen Wasser vor jeder Mahlzeit und vor dem Sport trinken. Außerdem sollte er täglich einen halben Teelöffel Salz essen, um dem Salzverlust (wegen vermehrter Urinausscheidung aufgrund der zehn Tassen Wasser) entgegenzuwirken. *Dies ist grob gesagt das Verhältnis zwischen der täglichen Wasser- und der Salzaufnahme – ein halber Teelöffel Salz pro zehn Tassen Wasser.* Die Salzzufuhr ist entscheidend für die Prävention von Asthma.

Das Ergebnis in Dr. Brown-Christophers eigenen Worten: »Innerhalb von drei bis vier Tagen zeigte er eine dramatische Verbesserung; die starke und übermäßige Schleimproduktion hörte genau wie sein Husten praktisch auf und sein Niesen und andere Allergiesymptome verschwanden vollständig. … Daher setzten wir Benadryl und Albuterol ab und sorgten dafür, dass Jeremy regelmäßig Wasser trank. … Seine Symptome sind nicht nur subjektiv verschwunden, sondern dies wurde auch durch objektive Messungen bewiesen. Beim Lungenfunktionstest waren die Peak-Flow-Werte im normalen Bereich (das heißt, Ein- und Ausatmung waren normal). … Seine ständige Müdigkeit wegen der Medikamente ist verschwunden. Dadurch ist er auch wacher und aufmerksamer und seine Schulleistungen sind besser geworden.« Jeremys Lungenkapazität stieg von 60 Prozent des normalen

Durchschnittwertes *mit* Medikamenten auf 120 Prozent des normalen Durchschnittwertes *ohne* Medikamente. Die Briefe von Jeremys Mutter, Cheryl Brown-Christopher, sind auf den nächsten Seiten abgedruckt.

Sehr geehrter Herr Dr. Batmanghelidj,

ich möchte Ihnen herzlich für Ihre freundliche Unterstützung in der Behandlung von Jeremys Allergien danken. Wie Sie wissen, ist Jeremy mein achtjähriger Sohn, der in den letzten drei bis vier Jahren unter schweren allergischen Symptomen von Heuschnupfen und Asthma gelitten hat.

Vor kurzem hatte er starken Schnupfen und Husten im Zusammenhang mit seinem Asthma. Ungefähr am 28.04.1995 begannen wir mit einem Rehydrationsprogramm, das unter anderem darin bestand, dass er zwei Tassen Wasser vor der Mahlzeit oder vor dem Sport trinken musste und keine anderen Flüssigkeiten als Wasser trinken durfte. Zusätzlich geben wir täglich einen halben Teelöffel Salz in sein Essen, um die größere Wassermenge auszugleichen.

Nach drei bis vier Tagen zeigten sich dramatische Verbesserungen. Jeremy litt nicht mehr länger unter übermäßiger Schleimbildung, sein Husten hatte praktisch aufgehört und sein Niesen und andere Allergiesymptome waren komplett verschwunden. Deshalb setzten wir die Medikamente Benadryl und Albuterol ab und fuhren mit dem Hydrationsprogramm fort.

Jeremy hält sich jetzt seit ungefähr viereinhalb Wochen an dieses Programm, das heißt er hat jetzt fast vier Wochen seine Medikamente nicht mehr genommen und fühlt sich recht gut. Seine Symptome sind nicht nur subjektiv verschwunden, sondern dies ist auch durch objektive Messungen bestätigt; so sind die Peak-Flow-Werte im normalen Bereich. Seine ständige durch Medikamente bedingte Schläfrigkeit ist verschwunden; dadurch ist er jetzt wacher und aufmerksamer, und seine Zensuren in der Schule sind besser geworden.

Daher möchte ich betonen, wie effektiv diese Behandlung für Jeremy war, und ich wünsche Ihnen viel Glück dabei, dieses preiswerte und äußerst wirkungsvolle Programm mit anderen zu teilen. Noch einmal meinen herzlichen Dank für Ihre Beratung zu dem neuen Behandlungsprogramm für Jeremys Allergien und Asthma.

Dr. med. Cheryl Brown-Christopher

Vier Jahre später schrieb sie mir einen weiteren Brief zu Jeremys Fortschritten:

… Heute möchte ich mich nochmals bei Ihnen bedanken und Sie über die Fortschritte informieren, die mein Sohn Jeremy dank Ihres Rates zur ausreichenden Wasserversorgung im Hinblick auf seine Allergien machte. Wie Sie sich vielleicht erinnern, hatte mein damals achtjähriger Sohn Jeremy schwer wiegende Heuschnupfensymptome wie tränende Augen, ständiges Niesen und Husten sowie eingeschränkte Konzentrationsfähigkeit. Außerdem war bei ihm die Diagnose Asthma gestellt worden. Inhalatoren und Antihistamine brachten nur geringen Nutzen und wir hatten uns überlegt, mit einer Desensibilisierung zu beginnen. Glücklicherweise trafen wir Sie zu dieser Zeit und Sie rieten mir, Jeremy mit acht bis zehn Gläsern Wasser und einem halben Teelöffel Salz täglich zu behandeln. In nur zwei Wochen waren Jeremys Symptome vollständig verschwunden und seine Peak-Flowmeter-Werte stiegen um über 50 Prozent. Jeremys Lungenvolumen wurde normal und sein Heuschnupfen verschwand ohne Medikamente!

Jeremy ist jetzt zwölf Jahre alt und im 7. Schuljahr, er musste sich nie desensibilisieren lassen und es geht ihm bestens nach dem vierten Jahr der »Wasserbehandlung«. Um ehrlich zu sein: Er trinkt ab und zu Softdrinks und Säfte und hat jedes Mal einen sehr kurzen Niesanfall, wenn er parallel dazu Pollen oder Staub einatmet. Glücklicherweise verschwinden diese Symptome sehr bald, wenn er zwei Gläser Wasser und etwas Salz oder salzige Nahrung zu sich nimmt.

Mein Mann und ich beobachten auch weiterhin Jeremys Peak-Flow-Werte, aber nur noch sporadisch, da er seit Jahren keine Asthmasymptome mehr hatte und seine Werte immer normal waren. Ich war so beeindruckt von diesen Ergebnissen, dass ich jedem Patienten in meiner orthopädischen und allgemeinmedizinischen Praxis rate, Ihrem Behandlungsvorschlag zu folgen. Ich habe bemerkenswerte Fortschritte bei Patienten mit Allergien – einschließlich Asthma – gesehen sowie bei Aufmerksamkeitsstörungen, Diabetes, Rückenschmerzen, Arthritis, Bluthochdruck und vielen anderen chronischen Erkrankungen.

Dieser bahnbrechende Ansatz bei Allergien und anderen chronischen Erkrankungen ist effektiv, einfach und preiswert. Ich bin Ihnen als Mutter wie als Ärztin zu tiefstem Dank verpflichtet.

* * *

Von den 12 Millionen Kindern, die wie Jeremy unter Asthma leiden, sterben jedes Jahr einige Tausend. Diese Kinder könnten genauso leicht geheilt werden wie Jeremy. Alles, was sie und ihre Familien verstehen müssen, ist die Tatsache, dass Asthmatiker so durstig sind, dass Atmen für sie schwierig geworden ist – einer der Hilfeschreie des Körpers nach Wasser.

* * *

Dr. Jose Rivera bekam schon auf dem College Allergien und im Erwachsenenalter dann noch Asthma. Zeitweise hatte er so schlimme Anfälle, dass er wegen seiner Erstickungsanfälle und Schockzustände stationär behandelt werden musste. Am stärksten allergisch reagierte er auf Katzen. Niemals betrat er freiwillig ein Haus, in dem eine Katze lebte. Ehe er eine Einladung akzeptierte, fragte er immer zuerst nach, ob nicht etwa eine Katze als Haustier gehalten wurde – so hoch empfindlich reagierte sein Körper auf einige Allergene.

Als ich einmal mit ihm telefonierte, bemerkte ich seinen wiederholten, trockenen und anhaltenden Husten. So erfuhr ich von seinem Asthma. Ich schlug ihm vor, bei Hustenanfällen ein Glas Wasser zu trinken und etwas Salz auf seine Zunge zu geben. Er sagte mir später: »Wie Sie sich erinnern werden, hatte ich einmal einen Hustenanfall, der mir das Weiterarbeiten unmöglich machte, und nachdem ich, wie Sie gesagt hatten, einige Körner Salz auf meine Zunge gegeben hatte, beruhigte sich der Husten nicht nur, sondern er hörte ganz auf. Meine Krankenschwestern bemerkten bereits einige Minuten später mit Erstaunen, dass ich überhaupt nicht mehr hustete.« Bei Dr. Rivera war der Husten ein offensichtliches Anzeichen für sein Asthma, das ihm mehr Probleme beschert hatte, als er sich als moderner, gut trainierter Arzt jemals hätte träumen lassen.

Seit der Anwendung des Wassertrinkens hat er nicht mehr unter Asthma oder Allergien gelitten. Er hat auch keine Abneigung gegen Katzen mehr: Er kann Freunde besuchen, die Katzen besitzen. Er behandelt auch selbst Asthmapatienten mit Wasser und Salz. Für ihn bedeutet der erste Husten beim Anblick einer Katze, dass er nicht genug Wasser getrunken hat. Der Husten hört auf, sobald er Wasser und etwas Salz zu sich nimmt. Er ist ein gutes Beispiel dafür, dass unser Körper, nachdem wir ihn erst einmal an regelmäßige Wasserzufuhr gewöhnt haben, sozusagen eine typische »Erkennungsmelodie spielt«, wenn wir dringend Wasser benötigen. Hier ein paar Ausschnitte aus Briefen von Dr. Rivera:

> *... möchte ich Ihnen mitteilen, wie sehr Sie mir mit Ihren Informationen zu Dehydration und Asthma geholfen haben. Wie Sie sich vielleicht erinnern, litt ich seit meiner Collegezeit unter Asthma und hatte viele lebensbedrohliche Anaphylaxeanfälle. Dank Ihrer Informationen konnte ich mein Asthma durch Wasser- und Salzaufnahme lindern und heilen. Seit circa anderthalb Jahren habe ich keinerlei Asthmasymptome oder Reaktionen auf frühere Allergene mehr.*
>
> *Die Informationen waren höchst hilfreich dabei, mir bewusst zu machen, wann und wie ich Wasser trinke und Salz zu mir nehme, um für eine ausreichende Hydration meines Körpers zu sorgen und ein Wiederauftreten von Asthma zu verhindern. Ich konnte auch andere Patienten mit Atmungs- und Allergieproblemen beraten ... und zu meiner Überraschung waren die Verbes-*

serungen teilweise dramatisch. … hatte ich nun seit fast vier Jahren kein Asthma mehr, nachdem Sie mir Ihr Gesundheitsrezept mit Wasser und Salz als Präventivmaßnahmen vorgestellt hatten … Dabei habe ich gelernt immer auf Anzeichen von Stress und Müdigkeit zu achten, die Bronchienverengung durch Wassermangel verursachen können. Dies ist sehr wichtig, da man in diesen Zeiten dazu neigt nicht darauf zu achten, was im Körper vor sich geht.

… Durch diese einfachen Anweisungen, den Körper ausreichend mit Wasser zu versorgen und den Salzspiegel zu regulieren, kann man damit beginnen, Asthma zu verhüten und zu heilen.

* * *

Michael Peck, heute Mitte fünfzig, litt seit seiner Kindheit unter Allergien und später auch unter Asthma. Außerdem wurde er übergewichtig und hatte zu hohen Blutdruck. Seine allergischen Reaktionen waren so stark, dass er jeden Tag die Pollenflugmeldung prüfen musste, ehe er überhaupt das Haus verlassen konnte. Als er Anfang vierzig war, lernte er die heilenden Eigenschaften von Wasser bei Asthma und Allergien kennen. Er trank von da an regelmäßig Wasser und keinen Tee oder Kaffee mehr. Wenn im Büro alle Kollegen Kaffee tranken, trank er heißes Wasser. Seitdem hatte er keine Asthmaanfälle mehr. Seine allergischen Reaktionen wurden immer schwächer und existieren praktisch nicht mehr. Um den Pollenflug macht er sich keine Gedanken mehr. Er betrachtet sich als geheilt. Meiner Meinung nach ist er geheilt, solange er regelmäßig Wasser trinkt. Auch in diesem Fall dokumentiere ich hier Ausschnitte aus einem seiner Briefe:

… dieser Brief soll die Verdienste von Wasser (als grundlegendem Bestandteil der täglichen Nahrung) für eine gute Gesundheit bezeugen. Ich folge Ihren Empfehlungen jetzt seit fast fünf Jahren und habe festgestellt, dass die positiven Wirkungen des Wassertrinkens für mich unbezweifelbar und selbstverständlich geworden sind. Als ich mit dem Wassertrinken begann, war ich übergewichtig, hatte hohen Blutdruck und litt unter Asthma und

Allergien, die ich seit frühester Kindheit habe. Ich war wegen dieser Krankheiten in ärztlicher Behandlung.

Heute habe ich mein Gewicht und meinen Blutdruck unter Kontrolle (Gewichtsabnahme knapp 14 kg und Blutdrucksenkung um 10 Punkte). Das Wassertrinken reduzierte die Häufigkeit von Asthma und Allergieproblemen bis zu dem Punkt, dass sie praktisch nicht mehr auftreten. Darüber hinaus hat es noch andere Vorteile. Ich leide weniger häufig unter Erkältungen oder Grippe, und wenn, dann nicht so stark.

Ich stellte Ihr Gesundheitsrezept meiner Frau vor, die rund vier Jahre lang blutdrucksenkende Mittel einnahm, und nach vermehrter Wasseraufnahme konnte sie ihre Medikamente absetzen.

Knapp sieben Jahre später berichtete M. Peck, dass er sich immer noch guter Gesundheit erfreue.

Ich möchte Ihnen kurz über den Erfolg des Hydrationsprogramms berichten, das ich in den letzten Jahren einhalte. Ich leide kaum mehr unter den schweren asthmatischen Reaktionen, unter denen ich mein ganzes Leben gelitten habe. Wenn doch einmal eine Reaktion auftritt, dann ist sie schwach und kurz und ich erfreue mich an dem Nebennutzen, dass ich kaum einmal eine Grippe oder Erkältung bekomme. Der größte Nutzen dieses Programms ist für mich, dass sich mein hoher Blutdruck jetzt innerhalb akzeptabler Werte bewegt. Ihr Rat, den Sie mir vor mehreren Jahren gaben, hat die Qualität und Dauer meines Lebens entscheidend verbessert.

Ich möchte mich bei Ihnen für Ihren ständigen Einsatz im Erforschen der heilenden Eigenschaften des Wassers bedanken.

Michael A. Peck

* * *

Nathaniel C. ist ein junger Mann zwischen 20 und 30. Er litt seit seiner Kindheit unter Asthma. Bei verschiedenen Gelegenheiten hatte er Anfälle, die sofort durch den Notarzt im nächstgelegenen Krankenhaus behandelt werden mussten. Einer seiner Anfälle war so schwer, dass er stationär behandelt werden musste. Wegen ständiger Angst vor einer Wiederholung dieser Anfälle nahm Nathaniel seinen Inhalator immer mit und benutzte ihn häufig, wahrscheinlich öfter als vorgeschrieben. Damit der Tag gut beginnen konnte, nahm er erst einmal ein paar Stöße aus seinem Inhalator. Er konnte verrauchte Räume nicht aushalten. Er konnte kein geschäftliches Treffen ohne die Unterstützung seines Inhalators durchstehen. Genauso wenig konnte er Sport treiben. Für Nathaniel waren die Angst und die Bedrohung durch einen neuen Anfall ständige Begleiter.

Als er von meinen Forschungen hörte, wollte er wissen, ob sein Asthma auch mit Wasser geheilt werden könne. Er war überrascht, als ich ihm erklärte, dass Asthma hauptsächlich durch chronische Dehydration verursacht werde. Nachdem er seine tägliche Wasseraufnahme erhöht und seinen Kaffeekonsum reduziert hatte, wurde seine Atmung ruhiger. Er konnte mehr Stunden ohne seine »Medikamentenstöße« aushalten. Er konnte seine Inhalationen reduzieren und schließlich ganz damit aufhören. Er hatte praktisch kein Asthma mehr und die damit verbundenen Ängste legten sich ebenfalls.

* * *

Annette C. Penny ist Journalistin und Public-Relations-Beraterin; ihr Mann litt seit mehreren Jahren unter Asthma. Er nahm verschiedenste Medikamente gegen seine Asthmaanfälle; Letztere beeinträchtigten ihn so stark, dass er sein Haus, in dem überall Medikamente bereitlagen, kaum mehr verlassen konnte. Das Leben war für beide zur Hölle geworden: *Sie* hatte unerträgliche Angst vor seinem drohenden Tod und *er* hatte ein qualvolles Leben und das ständige Gefühl zu ersticken. Dies war die »Lebensqualität« der beiden, als sie mich eines Tages um meine Meinung zu der Krankheit ihres Mannes bat. Ich riet ihr, nicht zu warten, bis sie nach Hause kam, sondern ihren Mann anzurufen und ihn zu bitten, sofort damit zu beginnen reichlich Wasser zu trinken.

Es dauerte nur ein paar Tage, in denen sie meine Anweisungen beachteten, und schon wurden »wundersame« Verbesserungen sichtbar:

in seiner Atmung und in seinem neuen Freiraum, sich zu bewegen und zu reden. Er brauchte das gemietete Zerstäubergerät nicht mehr zu benutzen. Seine Frau war von den unerwarteten Reaktionen auf einfaches Wasser sehr beeindruckt. Sie bezeichnete das immer als ein »Wunder«. Sie schrieb sogar einen Artikel darüber, der im *Journal Messenger* von Manassas, VA, im September 1993 veröffentlicht wurde. (Das Datum nenne ich um zu zeigen, wie lange es bereits her ist, dass diese Informationen zur Heilung von Asthma in die Öffentlichkeit gelangten – und immer noch müssen wir um ihre Verbreitung kämpfen.)

Auf diese Weise zeigte sich der positive Einfluss der Regulierung des täglichen Wasserkonsums bei *einem* von Millionen verzweifelter Asthmatiker. Die Erhöhung der täglichen Wasseraufnahme bewirkte nicht nur die Verbesserung der Lebensqualität und der Lebenserwartung dieses Mannes, sondern befreite auch seine Frau von ihren ständigen Sorgen.

* * *

Eine andere Patientin, Priscilla Preston, begann einen Brief an mich folgendermaßen: »Stellen Sie sich vor, Sie müssten fast ein Jahr lang sitzend schlafen, die ganze Nacht um jeden Atemzug kämpfen und unter zahllosen Asthmaanfällen und Panikattacken leiden! So ging es mir bis vor fünf Monaten. Ich wurde mit einem schweren Asthmaanfall ins Krankenhaus eingeliefert und bekam Bronchopneumonie. Meine Blutgaswerte lagen bei 40 und ich befand mich in einer lebensbedrohlichen Situation …«

Sie hatte von meinem Buch *Wasser – die gesunde Lösung* gehört, es gekauft und gelesen. Alles, was sie erfahren musste, um sich selbst helfen zu können, war: welche Ursache Asthma hat – Dehydration. Ausgestattet mit dieser neuen Information zu Asthma konnte sie die Krankheit selbst lindern. Mit ihren eigenen Worten: »Seit diesem Tag … benötige ich kein Asthmamedikament mehr! Ich habe seit über fünf Monaten keinen Inhalator und kein Medikament mehr gebraucht. Wenn ich leicht keuchendes Atmen bemerke, trinke ich einfach ein Glas Wasser und nehme etwas Salz und dann geht es mir gut.«

Außerdem habe sie mehr als 22 kg Übergewicht abgebaut.

Denken Sie immer daran, dass Asthma keine »Krankheit« ist; es ist eine drastische Komplikation des Wassermangels und das Ergebnis eines sehr strengen Wassermangel-Managementprogramms im Körper. Immer wenn ein Asthmatiker nicht ausreichend Wasser trinkt oder genug Salz isst, wird seine Veranlagung wieder die Oberhand gewinnen. Als Asthmatiker können Sie es sich nicht leisten, nicht regelmäßig ausreichend Wasser zu trinken und etwas Salz zu essen (welches das im Urin oder Schweiß ausgeschiedene Salz wieder ersetzt), und dann erwarten, dass Sie kein Asthma mehr haben.

Ich möchte Ihnen eine Geschichte erzählen und dann wieder auf Priscilla Preston zurückkommen.

»Mullah« ist eine volkstümliche Figur in der persischen Literatur. Er ist rechtschaffen, manchmal intelligent, aber oft auch ein Dummkopf. Er lässt sich leicht austricksen und fällt auf die dümmsten Sprüche herein, selbst auf seine eigenen! Eines Tages ging er los um bei seinem bevorzugten Bäcker Brot zu kaufen und fand sich am Ende einer langen Schlange wieder. Er hatte plötzlich den Einfall, die Schlange aufzulösen, damit er nicht auf sein Brot warten musste. Er sagte zu den Wartenden: »Die Bäckerei am anderen Ende der Straße verteilt kostenlos Brot!« Diese Äußerung von einem respektabel aussehenden Mann in der Kleidung eines großen Lehrers verfehlte ihre Wirkung nicht. Alle Leute in der Schlange beeilten sich zu der anderen Bäckerei zu kommen. Jetzt sollte man annehmen, dass Mullah die Gelegenheit nutzte, sein eigenes Brot zu kaufen. Weit gefehlt! Stattdessen ließ er sich von der Begeisterung der Leute anstecken und vergaß ganz, dass das Ganze ja seine Erfindung war. Er sagte sich: »Da muss etwas dran sein, wenn alle Leute dort hingehen.« Ohne zu zögern lief er den anderen hinterher. Als er die andere Bäckerei glücklich erreichte, konnte er sich wieder am Ende der Schlange einreihen.

Was hat diese Geschichte mit Priscilla zu tun? Sie ist mit Sicherheit eine intelligente Frau, aber wie Mullah fiel sie auf dumme Sprüche herein – in ihrem Fall auf die falschen Informationen der pharmazeutischen Industrie.

Auf der Suche nach einer Arbeit mit mehr Verantwortung wurde sie von einem pharmazeutischen Unternehmen in Texas eingestellt.

Sie wurde zunächst Vertriebsleiterin für einige Regionen in Texas und dann zur Vertriebsleiterin für ganz North Carolina befördert. Unglücklicherweise ließ sie sich von diesem »Krankheitsbekämpfungssystem« (statt »Gesundheitsvorsorgesystem«) einreden, dass Salz schlecht für den Blutdruck sei, und verzichtete ganz auf Salz, eines der für den menschlichen Körper wichtigsten Elemente. Mit der Zeit bekam sie wieder Atemnot und Husten, und schließlich kehrte ihr Asthma »in voller Blüte« zurück. Sie hatte fast fünf Jahre lang kein Asthma gehabt, aber jetzt litt sie wieder ständig darunter und nahm Medikamente ein.

Wenn bei salzarmer Ernährung mehr Wasser getrunken wird, leidet der Körper erst recht unter Salzmangel. Verstärkte Urinausscheidung spült die Mineralreserven des Körpers fort; Salz steht dabei ganz oben auf der Liste. Salz, insbesondere unraffiniertes Meersalz, enthält viele lebenswichtige Elemente, die den Mineralgehalt des Blutes ausgleichen, insbesondere den Natriumbedarf.

Ein Körper mit Salzmangel befindet sich in einem Zustand schwerer Austrocknung. Werden jedoch nur große Mengen Wasser getrunken, erhalten die Zellen, insbesondere die Gehirnzellen, zu viel Wasser und können irreversibel geschädigt werden, was schlimmstenfalls auch zum Tod führen kann. Salz weitet das Wasservolumen in Blut und Serum aus. Aus diesem »Wasserozean« außerhalb der Zellen wird Wasser gefiltert und in die lebenswichtigen Zellen eingespritzt, wodurch der Wassermangel innerhalb der Zellen beseitigt wird. Meiner Ansicht nach ist bei Asthmatikern der »Wasserspiegel« außerhalb der Zellen zu niedrig und dies löst das Wassermangel-Managementprogramm aus, das wir als Asthma bezeichnen.

Asthmatiker müssen verstehen, dass ihr Körper so konstruiert ist, dass bei Wassermangel und anhaltender Austrocknung die Luftwege sich schließen, um zu verhindern, dass Wasser beim Ausatmen mit der Atemluft verdunstet. Dies ist ein in ihrem Körper eingebauter Mechanismus zum Schutz vor völliger Austrocknung, der sich *vor* jedem anderen Symptom der Dehydration zeigen kann.

Es ist mittlerweile offensichtlich, dass, selbst wenn Asthmatiker für kurze Zeit ohne Symptome sind, ihre Symptome mit großer Wahrscheinlichkeit später in ihrem Leben wieder auftreten. Mit anderen

Worten, Asthmatiker sind selten gänzlich ohne Atmungsprobleme. Dies wird durch einen Bericht illustriert, der in der *New York Times* vom 04.01.1994 über ein Forschungsprojekt in den Niederlanden veröffentlicht wurde: Dr. Ruurd van Roorda, Asthmaexperte am *De Weezenlanden Hospital* in Zwolle (Niederlande), beobachtete einige hundert Kinder mit Asthma länger als 15 Jahre und wies nach, dass 70 Prozent dieser Kinder auch nach ihrem zwanzigsten Lebensjahr noch unter Atmungsproblemen litten.

Asthma ist und bleibt also ein sehr schwer wiegendes Gesundheitsproblem, wenn es nur mit chemischen Medikamenten behandelt wird. Diese Medikamente korrigieren nicht die grundlegende Dehydration des Körpers, die die Phase des Wassermangel-Managements auslöst, welche das Leben etwas verlängern soll, bis mehr Wasser in den Körper gelangt.

Sooft und sobald ein Asthmatiker eine Behinderung bei der Atmung feststellt – trockener Husten signalisiert die unmittelbar bevorstehende Gefahr – und glaubt, dass bald ein Asthmaanfall folgen könnte, sollte er schnell zwei oder drei Gläser Wasser nacheinander trinken und dann etwas Salz auf die Zunge geben. Salz wirkt wie ein effektives, natürliches Antihistamin über die salzempfindlichen Nerven auf der Zunge direkt auf das Gehirn; die Atmung wird erleichtert und effektiver.

Histamin ist ein wichtiger Neurotransmitter, der die Wasseraufnahme und -verteilung im Körper regelt. Es rationiert Wasser während des Dehydrationsmanagements, wodurch die Bronchiolen bei Asthma geschlossen werden. Asthmatiker sollten an jedem Tag ihres Lebens mindestens zehn Gläser Wasser à 200–250 ml (über den Tag verteilt) trinken. Sie sollten täglich auch etwa einen halben Teelöffel Salz pro zehn Gläser Wasser einnehmen. Salz sollte der Nahrung beigefügt werden. Eine salzfreie oder salzarme Ernährung ist einfach dumm. Meiner Meinung nach ist die salzarme Ernährung einer der Hauptverursachungsfaktoren von Asthma. Das soll heißen: Asthma wird sowohl durch Wasser- als auch durch Salzmangel im Körper verursacht!

Ein Asthmatiker, der Medikamente einnimmt, sollte diese keinesfalls sofort absetzen, sondern so lange Wasser und Salz zusammen zu sich nehmen, bis er sich sicher genug fühlt ohne Medikamente auszukommen. Der Körper erkennt, wann der Wasser- und der Salzspiegel hoch genug sind, sodass das Wassermangel-Management beendet werden kann; die Angst, die mit Asthma in Verbindung steht, lässt dann nach. Dem vollständigen Absetzen der Medikamente sollte der behandelnde Arzt zustimmen. Wenn der Arzt den Zusammenhang zwischen Asthma und Dehydration nicht versteht, ist es *Ihre moralische Verantwortung,* ihm Ihre neu gewonnenen Erkenntnisse mitzuteilen. Werden diese Informationen ignoriert, dann haben Sie die Möglichkeit den Arzt zu wechseln.

* * *

Auf den folgenden Seiten möchte ich Ihnen einen typischen Fall von chronischer Dehydration in der Kindheit vorstellen und Ihnen zeigen, wie im Laufe der Zeit die verschiedensten anderen Krankheiten, die durch Dehydration verursacht werden können, sich Schritt für Schritt und Stadium für Stadium enthüllen. Da meistens nicht gesehen wird, dass jedes Einzelne der Gesundheitsprobleme, die ich zu Anfang des Buches genannt habe, ein Aspekt des gleichen Wassermangels ist, der nicht erkannt und korrigiert wird, benutzt man verschiedene Etiketten um den einen oder anderen Aspekt des Hauptproblems, nämlich des Wassermangels in den Zellen, als Krankheit zu definieren.

Die heutige Medizin ähnelt dem Ergebnis jener Geschichte, in der zehn Blinde versuchen, einen Elefanten zu beschreiben, wobei jeder Einzelne einen anderen Körperteil berührt und keiner bemerkt, dass alle Einzelteile zu dem *einen* großen Tier gehören.

Die nachfolgend skizzierte Geschichte von Andrew Bauman wird einmal als klassischer Fall eines jungen Mannes betrachtet werden, der seit seiner Kindheit unter Dehydration litt und dessen Leben die Beziehung zwischen chronischem Wassermangel und vielen verschiedenen ernsten Gesundheitsproblemen demonstrieren sollte. Sie verdeutlicht aber auch, wie Wasser tatsächlich reversible Krankheiten heilen und irreversible Krankheiten lindern kann. Seine Lebensgeschichte reflektiert auch meine tief gehende Betroffenheit über Asthma und Allergien bei Kindern. Mit der richtigen Behandlung könnten Kinder auf natürliche Weise und kostenlos gerettet werden; trotzdem sind mit den zurzeit praktizierten Behandlungsverfahren Kinder zu lebenslangem Leiden und zu unnatürlichem, vorzeitigem Tod verurteilt. Lesen Sie Andrew Baumans Brief und urteilen Sie selbst. Sein Brief ist sehr lang, aber er kann zeigen, welche Auswirkungen es haben kann, wenn man die Indikatoren der Dehydration im menschlichen Körper nicht versteht.

13.11.1998

Mein Name ist Andrew J. Bauman und ich bin 42 Jahre jung. Mit 34 fühlte ich mich wie mindestens 44 und sah auch so aus! Den größten Teil meines Lebens habe ich damit verbracht, Krankheiten zu bekämpfen, während ich heute jeden Moment des Tages mit neu erwachter Lebenskraft und Vitalität feiere. Ich litt unter chronischer Dehydration und jetzt weiß ich es besser.

Ich wurde am 29.10.1956 in Taylor im Nordosten von Pennsylvania geboren. Meine Eltern kümmerten sich rührend um mich – und sorgten auch dafür, dass ich geimpft wurde. Ich wurde mit Babynahrung ernährt und später mit Getreideflocken, Säften und einer kleinen Menge Wasser, wenn ich vor Kolikschmerzen schrie. Nach meiner ersten Polio-Impfung litt ich unter einer mysteriösen Lähmung von der Taille abwärts. Die Spezialisten standen vor einem Rätsel, kamen aber zu der Diagnose »abortierter Polio«. Die Lähmung hörte so plötzlich auf, wie sie gekommen war. Bei der zweiten Polio-Impfung mit ungefähr fünf Jahren kam die Lähmung wieder. Während des monatelangen Krankenhausaufenthalts mit Bettruhe nahm ich an Gewicht zu. Die meiste Zeit aß ich meine Mahlzeiten und hatte Besuch, trank ein paar Erfrischungsgetränke und ab und zu etwas Wasser – und wieder einmal verschwand die Lähmung.

Zu Beginn des dritten Schuljahres – etwa im Alter von acht Jahren – traten allergische Reaktionen auf. Ich hatte Probleme mit häufigem trockenem Husten. Ich bekam auch Atemprobleme sowie juckende und tränende Augen und wurde müde, wenn ich mich zwischen Frühling und Herbst in der Nähe frisch gemähten

Grases aufhielt. In meinen ersten Jahren an der High School wurde ich wegen Allergien ohnmächtig. 1979 suchte ich einen Spezialisten auf, der seine Tests durchführte und die Diagnose Asthma und Allergien stellte. Ich war etwa 23 Jahre alt. Ich wurde mit Desensibilisierungsinjektionen und Inhalatoren behandelt.

Die Behandlungen schienen alles noch schlimmer zu machen. Meine Lippen waren immer trocken und aufgesprungen. Zu diesem Zeitpunkt trank ich ungefähr zwei bis vier Tassen Kaffee am Tag sowie ein paar Gläser Erfrischungsgetränke und etwas Tee und Alkohol. Ab und an trank ich tagsüber ein Glas Wasser. Die Allergien und das Asthma blieben bis 1996 – bis ich damit anfing, täglich zwei bis drei Liter Wasser zu trinken. Ich leide seitdem nicht mehr an Allergien und Asthma.

Meine Probleme mit Diabetes begannen in meinem 15. Lebensjahr. Die Diagnose lautete: insulinabhängiger oder »jugendlicher« Diabetes. Zu diesem Zeitpunkt begann ich damit Diätgetränke zu mir zu nehmen, darunter auch solche, die Koffein enthielten. Ich trank immer noch nur circa zwei bis vier Gläser Wasser am Tag, jedoch trank ich Tee und begann damit, Kaffee zu trinken. Im Laufe der Jahre musste ich wegen Diabetes häufig stationär behandelt werden. Bis Mitte der achtziger Jahre hatte ich Probleme mit diabetischer Neuropathie, welche Schwellungen in meinen Beinen verursachte. Nachdem eine Doppler-Radaruntersuchung gezeigt hatte, dass einige meiner Beinvenen offensichtlich verstopft waren, ließ ich ein Colorszintigramm machen, eine diagnostische Untersuchung, bei der Farbstoff in meine Beine injiziert werden musste. Durch die Farbstoffinjektionen platzten meine Venen, wodurch die Schwellung noch schlimmer wurde. Die Diagnose lautete dann »venöse Insuffizienz«. 1994 teilte man mir mit, dass meine Beine wahrscheinlich innerhalb des nächsten Jahres amputiert werden müssten.

Als ich mich bemühte, in eine Diabetes-Studie aufgenommen zu werden, wurde bei der Eingangsuntersuchung festgestellt, dass einige Blutgefäße in meiner Netzhaut (Retina) bluteten (diabetische Retinopathie). Im Laufe der nächsten fünfzehn Jahre wurde in mehreren Laseroperationen versucht die undichten Gefäße zu versiegeln und neues Gefäßwachstum zu verhindern. Dadurch waren meine Nah- und Nachtsicht eingegrenzt.

1992 kam es zu einer gutartigen Prostatavergrößerung und den ersten Anzeichen einer Verschlechterung der Nierenfunktion. 1993 traten die ersten Potenzstörungen auf. 1994 suchte ich dann einen Arzt auf, der sich auf Naturheilkunde und Homöopathie spezialisiert hatte und der mir neben der alternativen medizinischen Behandlung auch riet unbedingt mehr Wasser zu trinken. Ich benötigte zu dieser Zeit ungefähr 95 Einheiten Insulin.

1976 hatten die ersten der zahlreichen Probleme mit dem Immunsystem begonnen. 1974 machte ich meinen High-School-Abschluss und ging auf ein College. 1976 nahm ich eine Stelle im Gesundheitswesen an, während ich noch zum College ging. Ich lernte auch meine spätere Frau kennen. Zu dieser Zeit, als ich viele Verabredungen hatte, einer Vollzeitarbeit nachging und eine Teilzeitausbildung (am College) absolvierte, bekam ich »infektiöse Mononukleose«.

Wir heirateten 1977. Ich kämpfte weiterhin mit vielen Infektionen und Krankheiten und verlor 1978 auch noch meine Stellung. Im Jahre 1979, während einem meiner zu dieser Zeit häufigen Krankenhausaufenthalte, wurde wieder die Diagnose »Mononukleose« gestellt! Die Ärzte bestanden darauf, dass ich nicht zum zweiten Mal diese Krankheit haben könne, und konsultierten Spezialisten. Ich erhielt einen Grippe-Impfstoff und wurde entlassen – um nur einen Tag später mit über 40° C Fieber wieder aufgenommen zu werden. Es wurden zahlreiche Untersuchungen durchgeführt, jedoch konnte zu diesem Zeitpunkt nichts Konkretes festgestellt werden.

Nach zahlreichen Untersuchungen wegen starker Bauchschmerzen wurde mir mitgeteilt, dass eine zweite Milz gewachsen sei, die an der eigentlichen Milz angewachsen sei. In diesem Jahr besuchte ich einen Bekannten, bei dem ich unpasteurisierte Milch trank, mit dem Ergebnis, dass ich wieder im Krankenhaus landete: mit einer bakteriellen Infektion des Darmtraktes. Die Diagnose lautete »Brucellose und Proteus – Oxymel-19«, und daraufhin wurde ich mit noch mehr Antibiotika behandelt.

1980 oder 1981 litt ich wieder unter Mononukleose, wurde wieder ins Krankhaus eingewiesen, die Diabeteskontrolle wurde zu einem ständigen Kampf. Ein Spezialist für Infektionskrankheiten stellte fest, dass eine Reihe spezieller Antikörper gegen Fremdsubstanzen auch betroffen waren, was die Ärzte mit meinen Allergien und Asthmaproblemen sowie meinen häufigen Infektionen in Verbindung brachten.

Die achtziger Jahre waren ausgefüllt mit Krankenhauseinweisungen, Krankheiten, Arbeitslosigkeiten und durch Stress verursachten Problemen. Zu diesem Zeitpunkt wurden dann auch Allergien auf Penicillin und Tetracyclin festgestellt, ich bekam Bluthochdruck und folgende Diagnosen wurden gestellt: CFS (chronisches Müdigkeitssyndrom), lymphoide Hyperplasie (überlastetes Immunsystem), Arthritis, Bursitis (Schleimbeutelentzündung), Fibromyalgie, Gastroparese (oder Magensäurerückflussprobleme), Darmprobleme.

Auf der linken Seite meines Rückens kam es zum Wachstum eines gutartigen Tumors. Ich bekam einen Knoten in meiner Schilddrüse und es wurde eine Blei-, Kadmium- und Aluminiumvergiftung festgestellt (diese Schwermetalle wurden auch in einem Erddamm in der Nähe meines Wohnortes festgestellt). Ich hatte Übergewicht und bekam Schlafapnoe. In Tests wurde nachgewiesen, dass meine Atmung innerhalb von sechs Stunden über 300 Mal aussetzte. Ich litt unter Narkolepsie: Ich konnte in kürzester Zeit einschlafen. Ich unterzog mich einer Operation zur Korrektur der Schlafapnoe und ich trug einen Tracheotomieschlauch in meinem Hals, damit ich nachts besser atmen konnte. Ich schlief mit einer Beatmungsmaschine, damit meine Luftwege offen blieben. In den achtziger Jahren trank ich immer noch nur ein paar Gläser Wasser, aber auch große Mengen Kaffee, benutzte Saccharin und dann auch anderen Süßstoff. 1987 wurde ich offiziell als »schwerbehindert« eingestuft.

1992, mit 36 Jahren, sah ich aus wie Ende 40 und fühlte mich auch so; ich fühlte mich noch schlechter, als ich aussah. Ich fing an natürliche Nahrungsergänzungsmittel mit Vitaminen und Kräutern einzunehmen und versuchte andere naturheilkundliche

Methoden. Mein homöopathischer Arzt riet mir mehr Wasser und weniger Koffeinhaltiges zu trinken. Ich hatte in meinen Füßen kein Gefühl mehr, war immer müde und leidend, deprimiert und ziemlich hoffnungslos.

Ich begann mehr Wasser zu trinken und reduzierte meinen Koffeinkonsum etwas, und 1995 fühlte ich mich allmählich viel besser und sah auch besser aus. Immer noch trank ich nur ungefähr einen bis eineinhalb Liter Wasser täglich und konnte damit nicht das ganze Koffein aus meinem Körper spülen, und ich nahm auch kein Meersalz.

Im September 1995 wurde der Tumor an meiner linken Lende rot, begann zu jucken und vergrößerte sich. Mein Hausarzt entfernte ihn und schickte ihn zur Untersuchung ein. Im Oktober wurde die Diagnose »kutanes B-Zellen-Lymphom« gestellt. An meinem Rücken waren anstelle von einem 26 neue Tumore gewachsen. Ich wurde in ein großes Krankenhaus überwiesen, wo man mir sagte, dass Lymphkrebs auf der Hautoberfläche selten und bisher noch kaum erforscht sei.

Mit einem Galliumszintigramm wurde nachgewiesen, dass meine gesamte Körperoberfläche regelrecht von Krebszellen »glühte«. Die untere Seite meines Rückens erschien in einem leuchtenden Weiß und war »hyperpositiv« wie auch die Mitte meiner Brust, wo zuvor zwei Melanome entfernt worden waren. Mir wurde zu einer lokalen Bestrahlung geraten, und »wenn neue Tumore entstehen, werden wir die auch bestrahlen oder Sie können nach Philadelphia reisen, wo man die gesamte Körperoberfläche bestrahlen könnte«. Die Ärzte begannen mit der Bestrahlung meines Rückens, durch die ich Verbrennungen dritten Grades erlitt. Ich weigerte mich, meinen ganzen Körper bestrahlen zu lassen. Mitten in der Bestrahlungstherapie begann mein homöopathischer Arzt mit einer natürlichen Ausleitungstherapie. Der Krebsspezialist hatte mir geraten, alles zu probieren und alle Register zu ziehen, aber auch meine persönlichen Angelegenheiten allmählich in Ordnung zu bringen. Ich trank mehr Wasser, nahm Nahrungsergänzungsmittel ein und ließ mich naturheilkundlich behandeln.

Im November 1995, während ich auf Reisen nach einer Antwort suchte, musste ich Reifen für mein Auto kaufen. In einem Laden, den ich zu diesem Zweck aufsuchte, wurde mir Bob Butts vorgestellt, der mir die Wasserbehandlung von Dr. Batmanghelidj erklärte und mir riet, mich sehr genau daran zu halten, um geheilt zu werden. Ich begann jetzt ernsthaft damit, meine Wasseraufnahme zu steigern, war aber immer noch argwöhnisch, was das Salz betraf, weil doch die herkömmliche Ansicht war, dass es Probleme mit zu hohem Blutdruck verursachen könnte. Später erkannte ich diesen Denkfehler und fing an mehr Salz zu essen.

Im März 1996 ließ ich ein weiteres Galliumszintigramm machen – nun konnten keine Anzeichen für Krebs mehr nachgewiesen werden. Die Ärzte glaubten, dass das Szintigramm fehlerhaft sein müsse, aber mein Homöopath und ich wussten, dass dies die Heilung war. Das Trinken von mehr Wasser, die Reduzierung von Koffein, eine Änderung meiner Essgewohnheiten, natürliche Medizin und Glaube und Vertrauen hatten mir geholfen. Ich erkenne die Gegenwart Gottes in mir und erinnere mich an sein Wort in der Bibel: »Ich bin das lebendige Wasser.« Er nannte uns Menschen »das Salz der Erde« und sagte uns, dass wir im Geiste eins seien.

Seitdem hat sich meine Gesundheit ständig verbessert. Ich habe nur noch eine Milz mit normaler Größe und Funktion. Heute lecke ich morgens vor meinem ersten Glas Wasser Meersalz von meinen Handflächen ab und würze großzügig mit Salz. Ich trinke ungefähr fünfeinhalb Liter Wasser täglich, nehme einige Nahrungsergänzungsmittel und esse viele Vollkorngerichte, frisches Obst und Gemüse. Ich wog früher 113 kg, jetzt etwa 95 kg und habe eine solide Muskelmasse. Meine Erscheinung und mein Auftreten sind die eines Mannes Anfang 30 und meine Potenz ist die eines Mannes zwischen 20 und 30.

Meine Knöchel sind nicht länger geschwollen und es gibt sogar wieder Pulsschläge, wo mal keine mehr spürbar waren. Ich nehme keine Medikamente mehr ein, während ich früher mindestens 15 verschiedene Medikamente gleichzeitig einnahm. Mein Insulinbedarf hat sich von 95 Einheiten täglich auf 35 bis 45 Einheiten reduziert. Ich leide nicht mehr unter »chronischen Infektionen«

oder Müdigkeit – ich schlafe sechs bis acht Stunden statt zwölf bis vierzehn. Ich muss nur noch sehr selten ein Antibiotikum einnehmen, früher dagegen ständig. Ich habe keine Allergien oder Asthma oder Gastroparese (Rückfluss der Magensäure) mehr. Ich leide nicht länger unter Arthritis, Bursitis oder Darmproblemen. Bei meinem letzten Belastungstest sagte mir der Arzt, der jünger ist als ich, dass ich in besserer Form sei als er. Mein Bluthochdruck bessert sich ständig. In der Schilddrüse habe ich keinen Knoten mehr, ich schlafe besser und habe auch keine Schwermetallvergiftung mehr. Ich habe das Leben neu gewonnen.

Meine Gebete sind erhört worden, Gott zeigte mir einen natürlichen Weg, meinen Körper, meinen Geist und meine Seele zu heilen. Ich lebe jetzt ein neues Leben mit einem Gleichgewicht aus Wasser, Salz, Mineralien, Ergänzungsmitteln, guter Ernährung und einer steten Verbesserung meiner Lebensqualität. Ich gestatte Ihnen ausdrücklich diesen Brief in jeder Art zu verwenden, von der Sie glauben, dass sie helfen kann, den medizinischen Wert von Wasser in der Behandlung von Krankheiten bekannt zu machen.

Andrew J. Bauman

* * *

Wer hätte gedacht, dass einfaches Wasser so viele Wunder für Gesundheit und Wohlbefinden wirkt? Wer hätte gedacht, dass Wassermangel im Körper so viele Gesundheitsprobleme verursachen könnte, die aber wieder rückgängig zu machen sind? Der Bericht von Andrew Bauman ist einer der ersten, die zeigen, dass Wasser auch in der Krebstherapie von medizinischem Nutzen ist. Es folgt der Brief eines niederländischen Arztes.

03.02.1997

Sehr geehrter Herr Dr. Batmanghelidj,

es geschieht nicht alle Tage, dass man auf ein revolutionäres Buch stößt. Es geschieht in der Tat so selten, dass diese Momente herausragen. Ihr Buch »Wasser – die gesunde Lösung« ist ein solches

Buch, und ich weiß endlich, wem ich für meine Genesung danken darf. Dies hört sich natürlich merkwürdig an, deshalb will ich Ihnen das näher erläutern.

Im Sommer 1993 war ich mit meiner Frau im Urlaub in Spanien. An einem heißen Tag gingen wir zum Strand und paddelten in unserem Gummiboot herum. Danach, in der heißesten Zeit des Tages, kletterten wir den steilen, steinigen Pfad zu unserem Wagen hoch und da verließ mich mein Atem. Ich war zu dieser Zeit 68 Jahre alt, deshalb war ich nicht allzu sehr überrascht, aber das Merkwürdige war, dass mein Atem nicht zurückkam.

Zehn Tage später kamen wir aus diesem Urlaub nach Hause und mein Atem befand sich immer noch irgendwie auf diesem steinigen Pfad. Zumindest kehrte er nicht mit mir heim. Ich nahm meine Praxis wieder auf und litt immer noch unter Atemnot. Ich ließ mich röntgen, weil ich eine Frau mit offener Tuberkulose behandelt hatte, aber ohne Ergebnis.

Im Herbst – mein Atem war immer noch nicht wieder da – erhielt ich einen Anruf von einem befreundeten New Yorker Arzt. Er fragte mich: »Du sprichst anders. Was ist mit deinem Atem los?« Ich erzählte es ihm und er antwortete: »Du hast nicht genug getrunken. Du bist das Opfer einer Bronchienverengung, die dadurch verursacht wurde, dass dein Körper versucht Wasser einzusparen.« Davon hatte ich noch nie gehört, aber ich befolgte seinen Rat und fing damit an täglich acht Gläser Wasser zu trinken, und nach einer Woche war meine Atemnot weg, so als hätte es sie nie gegeben.

Mir fiel dabei auf, dass ich in meiner Jugend sehr viel Wasser getrunken hatte, aber irgendwo unterwegs diese Angewohnheit aufgegeben hatte. Also trank ich von nun an viel klares Wasser (wie mein Freund betont hatte). Alles ging bis zu diesem Winter gut. Im Dezember war es so extrem kalt, dass ich einfach für eine Weile aufhörte, all das kalte Wasser zu trinken. Dies geschah zufälligerweise gleichzeitig mit einer ziemlich anstrengenden und schmerzhaften Zahnbehandlung und plötzlich bekam ich eine Gastritis, mit einer Zunge so weiß wie Schnee. Ich erinnerte mit plötzlich daran, dass mein New Yorker Freund mir gesagt hatte, dass eine weitere Methode des Körpers zum Verhindern eines Wasserverlustes das Schließen des Pylorus (Magenausgang) sei. Ich begann sofort damit, wieder meine acht Gläser Wasser zu trinken (glücklicherweise hatte das kalte Wetter sich merklich gebessert), und in nur vier Tagen war mein Magen wieder ausgeheilt, zur Überraschung eines jungen Kollegen, der noch nie erlebt hatte, dass eine Gastritis so schnell abheilte.

Ich war 27 Jahre als praktischer Arzt tätig; anschließend (1981) gab ich die allgemeinmedizinische Praxis auf und bin jetzt als Berater für Allergien, Nahrungsmittel- und chemische Unverträglichkeiten und ganzheitliche Krebsbehandlung tätig. Ich habe die Wasserbehandlung in meiner großen Kinderpraxis (die Hälfte meiner Patienten ist jünger als 10 Jahre) bereits bei Asthma angewandt und ich sehe definitiv Ergebnisse. Ich kann aus persönlicher Erfahrung sagen, sowohl aus meiner eigenen als auch aus meiner Praxis, dass ich Ihre Forschungen bestätigen kann. Mit freundlichen Grüßen

Dr. med. Hans C. Moolenburgh

* * *

Meine Botschaft zu Asthma findet ihren Weg. Sie ist sogar in andere Kontinente gereist und einer derjenigen, der ihre Wirksamkeit bezeugt, ist ebenfalls ein erfahrener Arzt. Ich glaube, der New Yorker Arzt lernte mein Buch über Sam Bisers Interview mit mir zum Thema Asthma (im Jahre 1993) kennen. Martha Avelar, deren Brief jetzt folgt, hat das gleiche Zeitungsinterview von Sam Biser gelesen.

13.09.1993

Sehr geehrter Herr Dr. Batmanghelidj,

ich möchte Ihnen dafür danken, dass Sie mir geholfen haben, die Bedeutung des Wassers für meine Gesundheit besser zu würdigen.

Im Mai dieses Jahres bekam ich eine Nebenhöhleninfektion, gefolgt von einer Bronchitis im Juni. Beide wurden medikamentös offensichtlich erfolgreich behandelt. Während einer Impfaktion im Hochland von New Mexico (in 2400–3000 Meter Höhe) im darauf folgenden Monat bekam ich Atemprobleme, die so schlimm wurden, dass ich die Impfung abkürzte, um meinen Arzt aufzusuchen.

Das Problem schien Kurzatmigkeit oder unzureichende Luftaufnahme zu sein. Mein Arzt überwies mich sofort ins Krankenhaus für verschiedene Untersuchungen meines Atmungsproblems und der vorangegangenen Nebenhöhlenentzündung und Bronchitis. Im Krankenhaus wurde meine Lunge geröntgt, der Sauerstoffgehalt im Blut gemessen, es wurde ein EKG gemacht, Belastungstest, Herzüberwachung für 24 Stunden und Durchleuchtung der Lunge. Die Tests brachten kein Ergebnis. Am dritten Tag wurde ich entlassen und erhielt ein Rezept für Xanax, das ich einnehmen sollte, wann immer mein »Atemproblem« wieder auftauchte. Meine Atemschwierigkeiten blieben unverändert.

Ein Freund, mit dem mein Mann meinen Krankenhausaufenthalt und das Problem besprochen hatte, lieh ihm die Gesundheitszeitschrift »The Last Chance Health Report« (Band 3, Nr. 5) aus, in dem Sam Biser von seinem Interview mit Ihnen berichtete. Nachdem ich diesen Artikel gelesen hatte, begann ich sofort mit der Wasserbehandlung und führe diese seit Anfang August durch. Ich möchte betonen, dass ich sehr inaktiv geworden war und möglichst wenig sprach, da Aktivität und Sprechen mir Atemschwierigkeiten verursachten. Innerhalb einer Woche, in der ich mindestens acht Gläser Wasser täglich getrunken habe, wurde meine Atmung leichter und weniger angestrengt. Ich hatte wieder meine normale Energie. Seit diesem Datum bin ich nun länger als drei Wochen jeweils morgens und abends knapp fünf Kilometer spazieren gegangen. Ich nehme kein Xanax, da ich Tranquilizer verabscheue, und auch keine anderen Medikamente.

Ich habe seitdem Ihr Buch »Wasser – die gesunde Lösung« sehr genau gelesen und es Freunden und Bekannten geliehen. Es ist mein innigster Wunsch, dass andere Menschen mit Atemproblemen die Wasserbehandlung probieren, die mir so sehr geholfen hat. Mit den besten Wünschen und mit freundlichen Grüssen

Martha Avelar

* * *

Im nächsten Brief beschreibt eine Patientin, wie Wasser ihr geholfen hat ihre Asthmasymptome zu überwinden und möglicherweise auch ihr Sehvermögen zu verbessern.

Kann es zwischen Asthma und Blindheit eine Verbindung geben?

Ich hatte drei Jahre lang Asthma und wurde von einem Allergologen und meinem Hausarzt behandelt. Jedes Mal, wenn ich mich erkältete (was sehr häufig vorkam), bekam ich auch diesen fürchterlichen Husten. Abgesehen von Erkältungen und Asthma war ich völlig gesund.

Im letzten Jahr bekam ich nach einer Erkältung mit Husten eine Sehnervenentzündung in meinem linken Auge, nach der ich nur noch 20 Prozent Sehvermögen in diesem Auge behielt. In diesem Jahr, wieder nach einer Erkältung und einem fürchterlichen Husten, bekam ich eine Sehnervenentzündung in meinem rechten Auge. Sie können sich kaum meine Verzweiflung vorstellen, als das passierte; ich war in den besten Augenkliniken und man sagte mir, dass keine Ursache für diese Sehnervenentzündung feststellbar sei (es wurde jede nur mögliche Untersuchung durchgeführt) und dass es keine Heilmethode oder irgendeine Operation oder Hoffnung für mich gebe.

Meine Ärzte zu Hause behandelten mich mit Steroiden und retteten das Sehvermögen auf meinem rechten Auge. Gleichzeitig erzählte man mir von der »Wasserbehandlung« für Asthma. Ich klammerte mich daran, weil dies die einzige wirkliche Lebensperspektive war, die mir noch blieb. (Sie müssen sich eine Witwe vorstellen, die alleine lebt und nicht Auto fahren oder ihr Heim versorgen oder zur Arbeit gehen kann, ohne um Hilfe von Familie oder Freunden zu bitten. Ich glaubte wirklich, mein Leben sei zu Ende.) Ich begann sofort damit, zwei Liter Wasser täglich zu trinken, und innerhalb von zwei Tagen hörte der Husten auf. Ich habe jetzt seit fünf Monaten keinen Husten und auch keine Erkältung mehr – für mich ein Wunder.

Ich kann jetzt wieder Auto fahren, arbeiten, Gras mähen, Schnee schaufeln und spazieren gehen und mit Ausnahme des Schadens an meinem linken Auge erfreue ich mich bester Gesundheit. Ich stelle eine leichte Verbesserung meines Sehvermögens fest und hoffe, dass ich, wenn ich eine Weile ohne Husten bleibe, vielleicht auch wieder besser sehen kann.

Wir glauben, dass wir die Flüssigkeit bekommen, die wir benötigen, weil wir viel Kaffee, Tee, Erfrischungsgetränke oder Saft trinken, aber wir erkennen nicht, dass die meisten dieser Getränke unseren Körper erst recht austrocknen können. Wasser ist das preiswerteste nichtinvasive, gesunde Mittel, das wir uns selbst geben können.

Sandra Paczkowski

* * *

Der folgende Brief von Gerald Ward zeigt, wie ausreichende Wasserzufuhr auch ein gastrointestinales Ulcus (Magen-Darm-Geschwür) heilen, unkontrollierbare Gier und Süchte stoppen und ein Wiederauftreten von Asthma verhindern kann.

Ich habe mir vorgenommen sechs bis acht Gläser Wasser täglich zu trinken und bin glücklich Ihnen über bemerkenswerte Ergebnisse berichten zu können.

Mein Magen-Darm-Geschwür, das mich seit Jahren quälte, ist verschwunden. Ich hatte auch seit Jahren Antacida (säurebindende Tabletten) eingenommen und brauche sie nun nicht länger – ich nehme nur noch selten eine. Ich nehme nicht länger Tagamet und ähnliche Medikamente ein.

Jahrelang hatte ich die Gewohnheit (oder war es Sucht?) viel Cola zu trinken. Ich bin froh darüber, dass ich keinerlei Gelüste mehr darauf habe, seitdem ich mit meinem »Wasserprojekt« begonnen habe.

Auch mein Asthma ist merklich zurückgegangen. Ich bin begeistert über alle Fortschritte, die ich nur mit Wasser erzielt habe. Ich bin jetzt 65 Jahre alt und vor kurzem in Rente gegangen. Ich fühle mich wirklich sehr gut und habe die feste Absicht weiter nach Ihren Anweisungen Wasser zu trinken. Ich bin sicher, dass ich noch viele weitere Vorteile daraus ziehe, Wasser in den Mengen zu trinken, wie ich es derzeit tue.

Gerald Ward

* * *

Im nächsten Brief lesen Sie, wie eine Radiosendung über die Asthmabehandlung mit Wasser eine Familie vor Unglück bewahrte.

Vor kurzem wurden bei meinem zehnjährigen Sohn Aaron Allergien (gegen fast alles außer Nahrungsmitteln!) und Asthma festgestellt. Er hatte fast den ganzen Herbst und Winter unter einer verstopften Nase, unter Husten und einem ständigen Räuspern gelitten. Als diese Symptome nicht auf die herkömmlichen Behandlungsmethoden ansprachen, überwies unser Kinderarzt uns an einen Allergiespezialisten. Der Allergologe verschrieb fünf verschiedene Medikamente (Inhalatoren), die dreimal täglich anzuwenden waren, und gab uns eine Broschüre, in der beschrieben wurde, wie wir unser Leben und unsere Umgebung verändern müssten. Nach dieser Konsultation war mein sehr aktiver, glücklicher Sohn sehr durcheinander, verängstigt und deprimiert. Ich brachte ihn wieder zur Schule und auf meinem Heimweg hörte ich das Ende einer Radiosendung, die über einen Arzt berichtete, der Asthma und Allergien mit Wasser behandelte! Zuerst war ich skeptisch. Während ich damit begann, meinem Sohn die Medikamente zu verabreichen, dachte ich immer wieder an die Radiosendung. Innerhalb von zwei Tagen nach der ersten Anwendung der Medikamente fühlte mein Sohn sich schlechter. Sein Mund und seine Kehle brannten, die Medizin machte ihn reizbar, schläfrig und sonnenempfindlich.

Zu diesem Zeitpunkt beschloss ich, mich näher über die Radiosendung zu informieren … Ich bestellte das Buch »Wasser – die gesunde Lösung«. Dann begann ich bei meinem Sohn das empfohlene Rehydrationsprogramm mit etwas Salz und noch keine Woche später waren die Symptome fast vollständig verschwunden; er fühlt sich jetzt großartig und nimmt keinerlei Medikamente mehr. … Die Informationen und die Hilfe von Dr. Batmanghelidj haben unserer Familie viele finanzielle und emotionale Probleme erspart, die jahrelang hätten dauern können.

Christine Warner-Bursian

* * *

Connie Giblin beschreibt in ihrem Brief ihre Erfahrungen mit der Heilkraft von Wasser bei ihren eigenen Allergien und berichtet, wie die Öffentlichkeitsarbeit für die »Wasserkur« zu ihrem »Vollzeitjob« wurde.

Sehr geehrter Herr Dr. Batmanghelidj,

wie Sie sich vielleicht erinnern, begann ich 1996 mit meiner Arbeit für Bob Butts. Ich sollte gemeinsam mit ihm an seinem »Spezialprojekt« arbeiten, welches den Menschen im Nordosten Pennsylvanias beweisen sollte, dass Ihre »Wasserkur« eine der größten gesundheitlichen Entdeckungen ist. Bob sagte damals, wenn wir hier Erfolg hätten, würden wir es im ganzen Land schaffen. Bei meinem Einstellungsgespräch … hatte ich keine Ahnung, auf was ich mich da einließ. Jetzt weiß ich, dass es das Beste war, was mir jemals im Leben passieren konnte. Ihre Entdeckung gab mir mein Leben zurück; ich hatte gar nicht bemerkt, dass ich dabei war es zu verlieren, bis ich anfing darauf zu achten, wie ich meinen Körper behandelte.

Bob erklärte mir Ihre einfache Lösung für eine gute Gesundheit: Täglich zwei Liter Wasser zu trinken und das Essen mit einem halben Teelöffel Salz zu würzen entziehe den meisten Gesundheitsproblemen ihre Grundlage. Mein Schreibtisch ist nur einen halben Meter vom Wasserbehälter entfernt, deshalb war dies das geringste Problem. Jetzt musste ich es nur noch trinken. Ich hatte immer Wasser getrunken, aber nie seine Bedeutung für mich erkannt. Ich trank außerdem ungefähr zwei Liter Eistee täg-

lich – das war mein größter Fehler. Ich sorgte selbst dafür, dass mein Körper vertrocknete, indem ich ihn mit koffeinhaltigen Getränken überschwemmte. Bei jedem 300-ml-Glas Eistee verlor ich 360 ml Flüssigkeit.

Ich habe immer stark unter PMS *(= prämenstruelles Syndrom) gelitten und musste feststellen, dass meine Familie mich zu diesen Zeiten wie die Pest mied. Ich war reizbar, mein Körper war aufgeschwemmt, ich fühlte mich schlecht und es war sehr schwer mit mir auszukommen. Das ist noch milde ausgedrückt.*

Ich litt auch unter einem Augenproblem … Meine Augen wurden sehr gereizt und juckten. Je mehr sie juckten, desto mehr rieb ich sie, wodurch sie geschwollen und ganz rot wurden. Meine Augäpfel fühlten sich an, als ob Sand darin wäre. Ich ging dreimal zum Arzt. Jedes Mal wurde eine andere Diagnose gestellt. Ich erhielt dreimal drei verschiedene Rezepte: Augentropfen, Augensalbe und Tabletten. Einmal abgesehen vom Geld und der Zeit, die das kostete, half keines dieser Medikamente. Die Beschwerden kamen sofort wieder, sobald ich die Medikamente nicht mehr einnahm; diese dienten also nur zur Kaschierung des Problems .

Eine Freundin erzählte mir von ihrem Allergologen; ich rief ihn an und wollte einen Termin ausmachen. Es hätte mich allein schon 130 Dollar gekostet, nur durch die Tür zu treten und meinen Namen zu nennen. Dann hätte ich mich über eine Stunde lang mit den Nadeln herumschlagen müssen um zu sehen, wogegen ich allergisch war. Natürlich ging ich nicht dorthin. Aber ich wollte unbedingt die Ursache des Problems herausfinden. Ich hatte fast mein ganzes Leben unter Allergien gelitten, also dachte ich, ich sei allergisch gegen meinen Wohnort aufgrund der Pollen, und ich hatte Tiere. Wie kann man nur so falsch liegen!

Nachdem ich mit Ihrer Wasserkur begonnen hatte und auf meine Nahrung achtete, fühlte ich mich besser als jemals zuvor. Meine Energie ist in die Höhe geschnellt. Mein Augenproblem ist verschwunden und meine Augen sind besser denn je. Meine Haut ist glatt und man sagt mir, dass mein Gesicht strahle!

Und wissen Sie, was mir genauso viel bedeutet? Meine Vollzeitarbeit hat zum Inhalt, ihre große Entdeckung den Menschen mitzuteilen, die in mein Büro kommen und die wir bei unseren kostenlosen Seminaren treffen. Die Freude in ihren Gesichtern nach so kurzer Zeit gibt mir das Gefühl der glücklichste Mensch auf der Welt zu sein. Mit freundlichen Grüßen

Connie Giblin

* * *

Auch Mary Morleys Mann Gene entdeckte die Heilkraft von Wasser bei Atemwegserkrankungen.

Ich hörte von »Wasser – die gesunde Lösung« durch die Ken Roberts Company. Ich schreibe Ihnen wegen meines Ehemanns, Gene, 58, der unter Bronchiektase (Erweiterung der Bronchien) litt. Seit seinen vielen Nebenhöhlenoperationen, die 1984 begannen, hatte er Probleme mit seinen Atemwegen. Im letzten Juni wurde er richtig krank. Er konnte kaum atmen, war immer müde und hatte ständig Husten. Er wurde geröntgt und die Röntgenbilder wurden falsch interpretiert. Überweisungen an Spezialisten brauchen Zeit und sind nicht immer leicht zu bekommen. Vor ein paar Wochen wurde Gene endlich von einem Spezialisten untersucht, der sagte, dass Gene seit Juni mit einer Lungenentzündung herumlaufe. Er bekam auch einen Ausschlag am ganzen Körper. Ich habe so etwas noch nie gesehen – er war überall davon bedeckt! Gene lebt schon seit Jahren mit Antibiotika und jetzt wirken sie nicht mehr. Der Spezialist überwies ihn in ein Krankenhaus zur intravenösen Injektion von Antibiotika.

Ich las Ihr Buch, als Gene ins Krankenhaus musste, und ich begann bei ihm mit der Wasserkur, während er im Krankenhaus war. Ich sah die Ergebnisse innerhalb von 24 Stunden. Am offensichtlichsten war es beim Husten: Auf einmal hustete er nicht mehr ständig, sondern nur noch ab und zu, und es hörte sich nicht mehr so tief an.

Von da an ging es aufwärts. Ich bin sicher, dass die Antibiotika halfen, aber ich glaube immer noch, dass es das Wasser war, durch das er es so schnell schaffte. Er hält sich immer noch an Ihre Emp-

fehlungen und nimmt das Salz mit dem Essen zu sich. Ich erwähnte dies dem Arzt gegenüber und dieser stimmte zu, dass Wasser von großer Bedeutung sei, aber das war's auch. … Meine Hoffnung und meine Absicht ist es, dass Gene eines Tages überhaupt keine Medikamente mehr benötigt.

Mary Morley

* * *

Dr. Rivera arbeitete in einer Klinik in Pennsylvania, als er mir folgenden Brief schrieb:

Anbei erhalten Sie eine Zusammenfassung über einen Patienten, der mit Wasser als Teil seiner Therapie behandelt wurde.

Zwölfjähriger Junge mit Asthma (kein Belastungsasthma). Patient wurde von Kinderarzt untersucht, der Proventil-Inhalator verschrieb. Die Mutter des Patienten erhielt vom Kinderarzt die Fehlinformation, dass der Junge im Falle einer Krise so viele Hübe Proventil nehmen solle, bis das Asthma nachlasse. Aufgrund dieser falschen Information gab die Mutter dem Patienten beim nächsten Anfall sechs Hübe Proventil, wobei es aber zu keiner Besserung kam, sondern eher einer Verschlimmerung der Symptome: keuchender Atem, Brustenge, Verwirrung und Unruhe. Der Patient konnte sich zwar hinlegen, litt aber immer noch unter extremer Atemnot. Die Mutter rief uns circa um 22.30 Uhr wegen der Atemnot und Brustenge ihres Sohnes an. Wir rieten ihr, ihrem Sohn sofort zwei Gläser à 250 ml Wasser zu trinken und eine Prise Salz auf seine Zunge zu geben. Wir sagten ihr, sie solle uns fünf Minuten später wieder für weitere Anweisungen anrufen.

Zu unserer Überraschung hatte die Atemnot ihres Sohnes aufgehört und die Brustenge hatte sich gebessert. Er konnte sich jetzt hinlegen und schlafen. Der Patient wurde angewiesen weiter Wasser zu trinken und Salz zu nehmen, wenn ein weiterer Anfall auftreten sollte. Die Mutter haben wir angewiesen, falls andere Medikamente benötigt würden, diese wie verschrieben anzuwenden.

Dr. Jose A. Rivera

Lesen Sie, wie Wasser den chronischen Bronchitis- und Dauerhustenanfällen von Rhonda Stapleton ein Ende machte.

Ich litt als kleines Kind unter Asthma, das mit der Zeit abklang. Jedoch hatte ich weiterhin jeden Winter meines Lebens schwächende Bronchitisanfälle. Ich kann mich nicht an ein einziges Jahr erinnern, in dem ich nicht einen hartnäckigen, rauen Husten hatte, der im Herbst begann und bis zum März anhielt. Einmal war dieser Husten so extrem, dass ich in die Notaufnahme musste. Ein anderes Mal bekam ich davon eine Muskelzerrung und einmal verletzte ich mir sogar eine Rippe durch den wiederholten extremen Husten. Die Ärzte verschrieben mir ständig Antibiotika, aber diese hatten absolut keine Wirkung, sondern verursachten sogar andere Symptome, die das Ganze noch schlimmer machten.

In diesem Oktober fürchtete ich mich regelrecht davor, dass diese Plage wiederkehrte, von der ich wusste, dass sie sechs lange Monate des Leidens für mich und meinen Mann bedeuten würde (der nachts nicht schlafen kann, wenn er mich husten hört). In meiner Morgenmeditation (das ist die Gebetsform meiner Religion) bat ich um eine Lösung für mein Problem. Sofort hörte ich das Wort »Wasser« und ich wusste, dass es mir irgendwie helfen würde, mehr Wasser zu trinken, wenn ich auch noch nicht sicher war, wie.

Ich war noch nie eine große Wassertrinkerin, deshalb fing ich jetzt damit an. Ich erhöhte meinen Wasserkonsum auf die üblichen sechs bis acht Gläser Wasser täglich, die Ärzte normalerweise empfehlen. Und erstaunlicherweise hatte ich keine Anzeichen einer Bronchitis. Aber irgendwie bezweifelte ich, dass die innere Führung, die ich erhalten hatte, zuverlässig war. Ich begann den Zusammenhang zwischen dem größeren Wasserkonsum und meiner besseren Gesundheit zu bezweifeln. Ich glaube, der Geist sucht immer nach Fakten und Zahlen um das zu untermauern, was der göttliche Teil in uns (die Seele) bereits weiß. Wie dem auch sei, genau zu der Zeit, als die Zweifel kamen, erzählte mir jemand an der Arbeit von Ihrem Buch und ich bestellte es.

Ihr Buch war der »Beweis«, nach dem ich gesucht hatte! Ihre Erklärung, wie Dehydration zu Asthma und Bronchitis führt, erschien mir sonnenklar und gab mir die erneute Entschlossenheit weiterhin mehr Wasser zu trinken. Ich benutzte nun auch Salz in meinem Essen.

Ich halte mich nicht so streng an Ihre Empfehlungen, wie ich gerne möchte. Aber jedes Mal, wenn ich zu nachlässig werde, bemerke ich eine leichte Verengung in meiner Brust und werde sofort wieder auf meinen Wasserkonsum aufmerksam. Ich muss zu meiner Verwunderung berichten, dass dies der erste Winter meines Lebens ohne Bronchitis und ohne den rauen Dauerhusten ist, der mich jedes Jahr meines Lebens gequält hat.

Ich bin Ihnen unendlich dankbar für Ihre Arbeit und hoffe, dass Sie diese Informationen auf der ganzen Welt verbreiten können, da ich glaube, dass viel Leid gelindert und viele Fehlausgaben in der Medizin eingespart werden könnten, wenn Menschen die Bedeutung von Wasser für die Funktionen des Körpers erkennen würden.

Rhonda Stapleton

* * *

Hier nun einige E-Mails, die den Nutzen der Behandlung von Asthma, Allergien und anderen Gesundheitsproblemen mit Wasser bezeugen.

Sehr geehrter Herr Dr. B., vielen, vielen Dank für Ihr Buch. Ich litt fast vierzig Jahre unter Asthma und bemerke endlich eine entscheidende Erleichterung durch einen höheren Wasser- und Salzkonsum. Noch einmal vielen Dank.

Carla Evans

* * *

Sehr geehrter Herr Dr. B.,

Ich habe zwanzig Jahre lang Antihistamine wegen schwerer Allergien eingenommen. Seitdem ich Ihr Buch gelesen habe, habe ich jetzt schon mehr als drei Jahre keine mehr genommen und mir geht es gut. Im Gegenteil, wenn ich Antihistamine oder Dekongestionsmittel bei einer Erkältung einnehme, löst dies eine allergische Reaktion bei mir aus.

Meine beiden Stiefsöhne haben fünf Katzen und litten früher unter Asthma und schweren Katzenhaarallergien. Übrigens, die beste Behandlung für Giftsumach ist WASSER*! Vielen Dank für Ihre Hilfe.*

Laura Green

* * *

Wir haben Ihre Kassette mit den Informationen zu Asthma an einen Freund weitergeben, der für eine Heilbehandlung in Mexiko war und alle Medikamente gegen Asthma bereits ausprobiert hat. Er landet normalerweise einmal im Monat im Krankenhaus, aber die letzten Male versuchte er es mit Wasser und Salz und die Symptome verschwanden relativ schnell. Vielen Dank, dass Sie Ihr Wissen über Wasser mit anderen teilen.

Mary Putters

* * *

Sehr geehrter Herr Dr. B.,

vielen Dank für Ihr Buch »Wasser – die gesunde Lösung«. Als meine Frau es mir im August 1998 gab, war ich skeptisch. Jahrelang hatte ich ganzjährig wegen verschiedener Umweltallergien Antihistamine zusammen mit Steroid-Nasensprays und -Inhalatoren wegen Asthma genommen. Bei meiner zweieinhalbjährigen Tochter wurden Allergien und Asthma festgestellt; auch sie bekam Antihistamine und Inhalatoren. Nachdem ich Ihr Buch gelesen hatte, nahmen meine Tochter und ich keine Medikamente mehr ein. Ihre Darstellung über die Bedeutung von Wasser und die austrocknende Wirkung von Medikamenten machen sehr viel Sinn. Ich dachte mir, was haben wir zu verlieren? Wir trinken sowieso Wasser. Ich muss keine teuren Nahrungsergänzungsmittel kaufen. Wir können jederzeit wieder mit den Medikamenten anfangen, wenn es nicht funktioniert.

Meine Tochter und ich begannen damit, täglich viel Wasser zu trinken und etwas Meersalz zu essen. Außerdem wurden Milchprodukte aus dem Speiseplan gestrichen. Das Asthma und die allergischen Symptome meiner Tochter verschwanden sofort. Meine Symptome gingen stark zurück, und ich habe seit letztem August nur noch selten Antihistamine benutzt.

Meine Frau setzte Prozac ab, das sie wegen Depressionen und Trichotillomanie (sie riss sich zwanghaft ihre Augenbrauen aus, bis kaum mehr Härchen übrig waren) einnahm, und begann ebenfalls damit, Wasser zu trinken und etwas Salz zu essen. Nach ein paar Wochen waren ihre Augenbrauen nachgewachsen und ihre Depression klang ab. Mit freundlichen Grüßen

Jon Beaty

* * *

Sehr geehrter Herr Dr. Batmanghelidj, ich schreibe Ihnen später einen Brief, aber ich möchte Ihnen jetzt sofort für Ihre Wasserbehandlung danken. Ich habe in den letzten fünf Jahren unter Asthma gelitten und habe viele natürliche Methoden ausprobiert, um es loszuwerden oder wenigstens eine Besserung zu erzielen. Ich brauchte meinen Inhalator mindestens zweimal täglich und wachte jeden Morgen mit Atemnot auf. Ich führte Ihre Kur zwei Wochen lang durch, trank aber immer noch grünen Tee (ich liebe mein Koffein). Es hat nicht funktioniert. Ich hörte letzten Sonntag mit dem Tee auf und das Asthma ließ sofort nach. Ich benötige den Inhalator jetzt nur noch bei intensivem Sport (Jiu-Jiutsu-Unterricht) und wache morgens ohne Keuchen und ohne Bedarf an Medikamenten auf. Ich habe die Wasserkur auch in unsere

Website aufgenommen, da sie mich bereits zu diesem frühen Zeitpunkt so stark beeindruckt hat. Ich weiß, dass Sie damit etwas Entscheidendes entdeckt haben. Vielen Dank, und ich erzähle dies meiner ganzen Familie.

Nick Barry

* * *

Wie Sie aus den bisherigen Fallberichten ersehen, ist es nicht ausreichend immer wieder bestätigt zu bekommen, dass Wasser gut ist, dass Wasser lebensnotwendig ist und dass man es trinken muss. Sie müssen die Gründe kennen und es tatsächlich regelmäßig zu sich nehmen. Wenn Sie die Fallen einer zu geringen täglichen Wasseraufnahme verstehen, werden Sie aufmerksam. Was noch wichtiger ist: Sie beginnen zu erkennen, auf wie vielen verschiedenen Wegen Ihr Körper Ihnen zeigt, dass er unbedingt Wasser benötigt, und dass dieser Wassermangel nicht immer am gleichen Punkt oder im gleichen Gebiet auftritt. Mit seinem Wassermanagement wechselt der Körper zwischen den von »Trockenheit« bedrohten Gebieten ab. Deshalb manifestiert sich Dehydration einmal in dem einen Teil des Körpers und einmal in einem anderen.

Der nächste Brief ist höchst beeindruckend und lehrreich. Er stammt von einem weiteren Arzt, der seit seiner Kindheit unter Asthma und Allergien litt.

Ich habe mein ganzes Leben unter schwerem Asthma und Allergien gelitten. Als Kind wurde ich mit Desensibilisierungsinjektionen behandelt, die keine Erleichterung brachten. Asthma-Inhalatoren wurden zu meinen ständigen Begleitern. In der Tat konnte ich nirgendwo ohne meinen Inhalator hingehen, ohne einen schweren Asthmaanfall zu riskieren.

In dieser Zeit litt ich auch unter starkem Heuschnupfen. Mir ging es den ganzen Frühling, Sommer und Herbst schlecht. Als ich mein Medizinstudium aufnahm, sorgten Steroid-Inhalatoren (sowohl für meine Lunge als auch für die Nasenwege) für eine gewisse Linderung meiner Symptome. Wenn ich diese Inhalatoren den ganzen Tag benutzte, fühlte ich mich wohler. Aber es war im-

mer noch unmöglich, ohne tägliches Inhalieren gegen mein Asthma auszukommen.

Während meiner medizinischen Ausbildung betonte niemand die Bedeutung von Wasser zur Kontrolle dieser Krankheiten (oder anderer Erkrankungen). Ich wurde sehr gründlich in Pharmakologie und den »Wundern« der medikamentösen Therapie geschult. Kurz nachdem ich mein Ausbildungskrankenhaus verlassen hatte, las ich eine Besprechung Ihres Buches »Wasser – die gesunde Lösung«. Obwohl ich sehr skeptisch war, dass mir Ihre Ideen bei der Überwindung meiner Krankheit helfen könnten, beschloss ich dieses Buch zu kaufen.

Ich las es und die Einfachheit Ihrer Hypothese machte sehr viel Sinn für mich. Als ich erkannte, dass der Kaffee und die Erfrischungsgetränke, die ich zu mir nahm, meinen Körper in Wirklichkeit austrockneten, konnte ich erstmals verstehen, warum ich unter Asthma und Allergien litt. Ich begann sofort damit mehr Wasser zu trinken und trank nichts anderes mehr.

In kurzer Zeit begann ich mich besser zu fühlen. Meine Asthmasymptome wurden wesentlich besser und meine Allergiesymptome weniger. Wenngleich ich immer noch meine Inhalatoren verwenden musste, konnte ich die Dosis erheblich verringern. Ich war sehr zufrieden mit den Ergebnissen und begann diese Therapie meinen Patienten zu empfehlen.

Ungefähr zwei Jahre später bereitete ich mich darauf vor einen Vortrag über Akupunktur zu halten. Ich beschloss meinen Zuhörern über die Vorzüge von Wasser zu berichten, deshalb las ich das Buch noch einmal. Dieses Mal sprang mir der Abschnitt über die Bedeutung von Salz ins Auge. Ich hatte Salz fast komplett von meinem Speiseplan gestrichen. Als ich meinem Essen immer eine Prise Meersalz hinzufügte, verschwanden alle meine Asthma- und Allergiesymptome innerhalb von zwei Tagen! Zum ersten Mal in meinem Leben nehme ich keinerlei Medikamente mehr ein und ich fühle mich großartig. Ihre Arbeit hat auch meine Praxis verändert und mich zu einem besseren Arzt gemacht. Vielen Dank.

Dr. med. David Brownstein

Der nächste Brief von Roger Wilson aus England zeigt, dass Wasser dem Körper helfen kann sich gegen Hausstaubmilben zu verteidigen. Milben sind winzige Vertreter der Spinnenfamilie. Sie sind durchsichtig und mit dem bloßen Auge kaum zu erkennen. Sie sind Parasiten und befinden sich auf den Körpern von Tieren wie Katzen, Hunde, Vögel und Mäuse. Eine Art sind die »Hausstaubmilben«. Diese sind die feindliche Substanz, die oft eine Körperreaktion verursacht, wenn sie in die Luftwege und die Lunge gelangt.

Ist der Körper gut mit Wasser versorgt, hat er äußerst wirkungsvolle Methoden, um sich selbst gegen den Parasiten zu verteidigen – und auch gegen fast alle anderen Parasiten, die durch den Darmtrakt in den Körper eindringen.

Befindet sich der Körper dagegen in einem Zustand des Wassermangels, so werden die Verteidigungssysteme abgeschaltet; sie können ihre Aufgabe alle Eindringlinge zu vernichten nicht mehr ausreichend erfüllen.

Folglich ist der Körper gezwungen einen zweiten Weg der Verteidigung zu gehen. Um die Anzahl der Parasiten, die über die Luft in den Körper eindringen und das Verteidigungssystem überwältigen könnten, zu reduzieren, schließt er die Luftwege zur Lunge – was die Atmung erschwert.

Roger Wilsons Erfahrungen und Beobachtungen weisen hin auf die Bedeutung von Wasser zur Stärkung des Immunsystems, in diesem Fall gegen Hausstaubmilben.

In den letzten acht Wochen habe ich meine Ess- und Trinkgewohnheiten geändert. Mit 53 Jahren ist es wundervoll, elf Kilogramm abgenommen zu haben und nun mit 82 Kilogramm (bei 1,85 Meter Größe) schlank und fit zu sein, und heute Morgen bin ich 4 Kilometer gelaufen. Wasser hat bei dieser Wandlung eine große Rolle gespielt, nicht nur das Trinken, sondern auch eine Ernährung mit einem hohen Wassergehalt.

Was wirklich großartig ist: Meine Hausstauballergie, wegen der ich früher täglich Nasenspray benutzen musste, ist jetzt völlig verschwunden – seit acht Wochen kein Spray mehr. Wir haben letzte Nacht sogar ohne die speziellen Abdeckungen für Matratzen und Kissen geschlafen! – Ich kann Ihnen versichern, dass ich Ihre Empfehlungen weiterverbreiten werde.

Roger Wilson

* * *

Daphne Sluys stellte fest, dass Ihre Glutenallergie und andere Beschwerden nichts anderes waren als ominöse Etiketten für verschiedene Beschwerden, die durch chronische, unbeabsichtigte Dehydration entstanden waren. Viele andere Menschen werden ähnliche Erleichterung erfahren, wenn sie ihren Körper wieder neu mit Wasser versorgen. Hier ihr Brief:

Ich habe gerade Ihr Buch »Wasser – die gesunde Lösung« entdeckt. Es hat auf mich großen Eindruck gemacht – als hätte mich der Blitz getroffen, und jetzt sehe ich!

Ich bin 39 Jahre alt und habe den größten Teil meines Lebens damit verbracht, Symptomen der Dehydration hinterherzujagen – Migräne, Gelenk- beziehungsweise Wachstumsschmerzen, Nebenhöhlenentzündung, leichtes Asthma, wiederkehrende Lungenentzündungen, chronische Müdigkeit, Depressionen, mysteriöse Allergien (vor kurzem die Diagnose Glutenunverträglichkeit), Schilddrüsenunterfunktion …

Ich wurde von Ärzten als Hypochonder behandelt, erhielt als Kind Valium; mir wurde gesagt, ich müsse mit meiner Sinusitis leben, solle keinen Weizen essen; ich gewöhnte mich daran, mit meinen Migräneanfällen zu leben, nachdem alle Behandlungen versagt hatten; ständig kritisiert von meiner Familie, weil ich mich nicht aus meiner Depression und Lethargie herausreißen konnte.

Aber irgendetwas in mir hat dafür gesorgt, dass ich weiter nach einer mysteriösen Ursache für all diese Symptome suchte, von denen ich glaubte, dass sie nicht normal seien, und von denen ich annahm, dass sie Indikatoren von Belastung und Erschöpfung seien und von daher nicht einfach zu ignorieren. Nun haben Sie mir das fehlende Puzzlestück geliefert.

Ich habe lange darum gekämpft, meine Nebenhöhlen halbwegs infektionsfrei zu halten, indem ich Gluten in meiner Nahrung strikt eingeschränkt habe. Nach nur zwei Tagen vermehrten Wasser- und Salzkonsums waren meine Nebenhöhlen hundertprozentig frei (ein wundervolles Gefühl), meine Atmung war leichter (ich hatte nicht gemerkt, wie chronisch eingeschränkt sie war) und ich habe nun insgesamt mehr Energie, mein Geist ist auch klarer. Sechs Tage sind es seit Beginn der Wasserkur und ich fühle mich großartig. Und nun kommt das Beste: Ich habe in den letzten Tagen Weizen gegessen – meine Glutenunverträglichkeit scheint nach der Aufnahme von mehr Wasser und Salz verschwunden zu sein! Ich bin so überrascht und aufgeregt, dass ich meiner Heilpraktikerin schrieb und ihr von Ihrem Buch und meiner Erfahrung erzählte – sie hat viele Patienten mit der gleichen Diagnose. Ich bin gespannt auf ihre Antwort.

Meine Kinder und mein Mann profitieren auch von vermehrter Wasser- und Salzaufnahme. Insbesondere meinem jüngsten Sohn (6 Jahre alt) geht es viel besser. Ich habe sein ganzes Leben lang nach der Ursache für seine chronische Müdigkeit, Anämie, Nebenhöhlenentzündung, Lungenentzündung und für Ohrentzündungen gefahndet. Sein Arzt sagte mir nur: »Er ist einfach ein krankes Kind, akzeptieren Sie das.«

Mein Mann leidet unter chronisch erhöhtem Blutdruck. Ihm wurde vor kurzem ein Diuretikum verschrieben, das jedoch den Blutdruck nicht senken konnte. Deshalb verdoppelte der Arzt die Dosis, jedoch ohne Erfolg. Mein Mann hat auch versucht mit »Diätprodukten« abzunehmen. Er nimmt jetzt auch mehr Wasser und Salz zu sich, und sein Aussehen ist schon viel besser geworden, das Weiße in seinen Augen ist weniger blutunterlaufen.

Es waren nur sechs Tage, also haben wir noch einen weiten Weg vor uns, aber ich bin überrascht, was ich bei mir selbst und bei meiner Familie jetzt schon gesehen habe. Ich hatte schon Angst bekommen, dass ich mich mit einer so fürchterlichen Diagnose wie Lupus oder CFS (chronisches Müdigkeitssyndrom) abfinden müsse, aber stattdessen habe ich endlich den Weg zur Gesundheit gefunden. Die Wege des Herrn sind tatsächlich unerforschlich –

ich habe um Führung auf den Weg der Gesundheit gebetet und ging in den Buchladen, um mir ein Buch über Lupus zu kaufen, aber ich konnte kein vernünftiges Buch finden, also verließ ich den Laden und beim Hinausgehen sah ich Ihr Buch. Ich bin so aufgeregt über die riesigen Auswirkungen und Konsequenzen Ihrer Informationen, dass ich all meinen Freunden und meiner Familie davon erzähle.

Ich bin Masseurin und so kommen Patienten aus den verschiedensten Gründen zu mir; Ihre Informationen sind auch für meine Arbeit sehr wichtig. Besonders Ihr Kapitel über Stress und Dehydration hat mich interessiert. Da das »Entstressen« einen großen Teil meiner Arbeit ausmacht, ist es selbstverständlich für mich, Ihre Informationen an meine Klienten weiterzugeben. Ich habe die Schule kontaktiert, an der ich ausgebildet wurde, da ich glaube, wir hätten von Ihren Informationen in unserem Unterricht wirklich profitieren können. Ich bat die Schule dringend darum Ihr Buch wenigstens auf die Liste der empfohlenen Lektüre zu setzen.

Meine Schwester ist Physiotherapeutin in Südafrika – ich habe Ihre Informationen auch an sie weitergegeben. Sie sagt, dass viele Südafrikaner feststellen, dass sie mehr Energie haben, wenn sie Salztabletten einnehmen, aber aufgrund des aktuellen Trends Natrium zu reduzieren sei es schwierig geworden Salztabletten zu bekommen. Die Hitze in Südafrika verursacht viele Dehydrationsprobleme. Mit Ihren Informationen wird sie vielen Menschen helfen können.

Daphne Sluys

* * *

Es folgen noch einige weitere Erfahrungsberichte:

Ich bin Apotheker und Ernährungsspezialist. Seitdem ich Ihr Buch gelesen habe, erzähle ich Benutzern von Steroid-Inhalatoren davon und berate und informiere sie über die Bedeutung ausreichender Wasserversorgung im Körper. Das Echo war verblüffend.

In den letzten 18 Monaten kamen Dutzende von Patienten (oder Eltern) zu mir zurück und dankten mir dafür, dass ich mir die Zeit genommen habe das Thema mit ihnen zu besprechen.

Den größten Teil meines Berufslebens widme ich jetzt meiner Arbeit als Gesundheitsberater. Ich reise durch das Land und halte Seminare für Apotheker zu Ernährungsfragen. Ich habe mich darauf spezialisiert, Apothekern die erforderlichen Fähigkeiten und Kenntnisse als Ernährungsberater zu vermitteln, und Ihr Thema ist immer in meinem Unterricht enthalten.

Ross Pelton

* * *

Seit meiner frühesten Kindheit leide ich unter chronischem allergischen und umweltbedingten Asthma. Ich bin 35 Jahre alt und bis vor zwei Jahren, als mein Vater mir ein Exemplar Ihres wundervollen Buches über Wasser schickte, war ich von Bronchodilatatoren abhängig.

Als Kind nahm ich flüssiges Marax, als Teenager orales Theophyllin und als Erwachsene eine Kombination aus Steroid-Inhalatoren und Beta-Agonist-Bronchodilatatoren (Prednison und Ventolin). Ich war vom Kampf um Atem erschöpft und durch die Nebenwirkungen der Medikamente nervös und zittrig.

Vor zwei Jahren begann ich die Empfehlungen Ihres Buches zu befolgen. Ich habe nicht nur seit über einem Jahr kein Asthma mehr, sondern kann auch drei bis vier Mal die Woche (ohne Medikamente) Laufsport betreiben. Sie haben mir das Leben zurückgegeben. Gott segne Sie und Ihre Arbeit.

Cassandra C. Boughan

* * *

Die in diesem Kapitel wiedergegebenen Erfahrungsberichte sprechen für sich selbst. Einige davon stammen von Ärzten, die meine klinischen und wissenschaftlichen Erkenntnisse untermauern. Um Ihnen die Seriosität und Gültigkeit meiner wissenschaftlichen Ansichten zu zeigen, dokumentiere ich im Folgenden eine Zusammenfassung meines Vortrages, den ich bei der dritten interdisziplinären Weltkonferenz über Entzündungskrankheiten im Jahre 1989 in Monte Carlo gehalten habe.

* * *

Neurotransmitter Histamin – eine alternative Sichtweise
Von Dr. med. F. Batmanghelidj

Neueste Forschungen beweisen, dass Histamin ein Neurotransmitter, ein Neuromodulator und ein Osmoregulator des Körpers ist. Während das Durstgefühl als Indikator eines jetzt erkannten, altersabhängigen Zustandes möglicher zellulärer und chronischer Dehydration des Körpers versagt, der nachweislich so weit gehen kann, dass sich zwischen dem zwanzigsten und siebzigsten Lebensjahr das Verhältnis von extrazellulärem zu intrazellulärem Wassergehalt im Körper von einem Wert von 0,8 auf fast 1,1 verschiebt, wurde nachgewiesen, dass Histamin für die essentiellen osmoregulatorischen und zentralen dipsogenen Funktionen im Körper verantwortlich ist. Histamin ist an der Auslösung des zellulären Kationenaustauschs beteiligt, der die Rolle von Wasser in zellulären metabolischen Mechanismen zu ergänzen scheint. Histamin ist auch ein Modulator der Lymphozytenbiologie und -funktion; durch H_1- oder H_2-Aktivierung der verschiedenen Lymphozytensubpopulationen mit einer nicht zufälligen Verteilung von Histaminrezeptoren werden ihre Funktionen integriert.

Durch die histaminerg angekurbelte Regulierung und Aufnahme von Wasser im Körper wird Vasopressin freigegeben, das wiederum durch Erzeugen »duschkopf«-ähnlicher Perforationen von zwei Ångström-Einheiten, die eine eindirektionale Penetration von jeweils einem Wassermolekül durch die Membran ermöglichen, den erhöhten Wasserdurchfluss durch die Zellmembran fördert; diese Funktion ist besonders wichtig für den Erhalt des durch Mikrotubuli gerichteten Mikrodurchflusses des axonalen Transportsystems mit niedriger Viskosität. Vasopressin scheint auch die Funktion eines modulierenden *cortison releasing factor* (CRF) bei Implikation einer konstanten ACTH-Sekretion in der Inhibition der Immunsystemfunktionen zu haben; Histamin kann an der Modulation der neuroendokrinen Systeme beteiligt sein, möglicherweise wenn der ACTH-Feedback-Mechanismus unterbrochen wird.

Neben Sauerstoff ist Wasser die wichtigste Substanz für das Überleben des Körpers, wobei anerkannt werden muss, dass der trockene Mund nicht der einzige Indikator für einen Mangel an »ungebundenem Wasser« im Körper ist – eine symptomerzeugende übermäßige histaminerge Aktivität einschließlich einer chronischen Schmerzerzeugung sollte auch als Indikator für ein Ungleichgewicht im Wassermetabolismus beurteilt werden. Die natürlichen, primären physiologischen Antriebe der histaminergen und serotonergen Neurotransmission (ein weiteres System, das an der Wasserregulation und der Schmerzgrenzenverschiebung beteiligt ist) sowie von Angiotensin II für die Wasseraufnahme des Körpers müssen vor und während einer Evaluierung der klinischen Anwendung von Antihistaminen in Behandlungsverfahren anerkannt und erfüllt werden, insbesondere da eine erhöhte Wasseraufnahme der einzige natürliche Prozess für die Regulierung und Hemmung einer Histaminüberproduktion und -freigabe sein kann.

Eine längeranhaltende Anwendung von Antihistaminen, beispielsweise von Analgetika oder antiinflammatorischen Substanzen, bei gastroenterologischen, psychiatrischen, saisonalen allergischen Erkrankungen ohne eine strikte Beachtung der wasseraufnahmeregulierenden Funktionen der Histamine im Körper, kann, da sie auch die Signale der Dehydration verdeckt, mit der Zeit eine langsamere Regulierung der Zellmembranrezeptoren verursachen und die Integration und das Gleichgewicht stören sowie möglicherweise das Immunsystem in die entgegengesetzte dominante Richtung verschieben und daher für die Erzeugung neuer und dauerhafter Veränderungen des physiologischen Gleichgewichts verantwortlich sein, was einem guten Gesundheitszustand des Patienten insgesamt und auf lange Sicht zuwiderläuft.

* * *

Das sollten Sie unbedingt beachten

Es stimmt zwar, dass der menschliche Körper von der regelmäßigen Aufnahme von Wasser und Salz unbedingt abhängig ist, aber die innere Chemie zweier Menschen ist niemals identisch. Die innere Chemie von Menschen mit Asthma und Allergien liegt offensichtlich außerhalb der »Norm«. Andernfalls käme es bei zunehmender Dehydration niemals zu den äußeren Symptomen, die als Asthma oder Allergien bezeichnet werden. Bei diesen Menschen haben lange Jahre ständiger unbeabsichtigter Dehydration ihre sich langsam verstärkenden chemischen Spuren hinterlassen, die einige Zeit für die Umkehrung benötigen, bis die biochemischen Funktionen wieder normal sind.

Unglücklicherweise haben sich bei einigen dieser Menschen hochreaktive Allergien auf die eine oder andere chemische Substanz entwickelt, beispielsweise auf Konservierungsmittel, die in einigen chinesischen Gerichten verwendet werden, auf die konservierende Wachsschicht von Obst, auf Lösungsmittel in Kosmetikprodukten oder noch häufiger auf Penicillin oder andere Medikamente.

Unter diesen unglücklichen Menschen sind einige, deren allergische Reaktionen »vulkanartig explodieren«, das heißt sie erleiden sehr schnell Bronchialspasmen und Schockzustände – den so genannten anaphylaktischen Schock. Diese Menschen brauchen wesentlich länger, bis ihre Körper weniger reaktiv und anfällig für eine Erstickungsgefahr werden. Zwar helfen Wasser und Salz auch diesen Menschen innerhalb von Minuten, aber das genügt nicht: Sie müssen innerhalb von *Sekunden* behandelt werden. Solche Patienten, die ihren »Giftpfeil« unter den feindlichen Chemikalien bereits kennen und die Bronchodilatatoren-Inhalatoren verwenden, müssen ihre Inhalatoren immer mit sich führen. Nach einigen Jahren mit ausreichender Wasserversorgung und dem Fernbleiben von den spezifischen allergieauslösenden Substanzen werden ihre Körper mit größter Wahrscheinlichkeit das Gedächtnis für das verlieren, was die allergische Reaktion ausgelöst hat.

6 Lupus

Die wissenschaftliche Entdeckung, dass Wasser medizinische Eigenschaften hat, kann Krankheiten verhindern und heilen, das medizinische Denken auf eine höhere Bewusstseinsebene bringen und uns zu der Freude verhelfen, das natürliche Aussterben zahlreicher Krankheiten im 21. Jahrhundert auszurufen.

Ich glaube fest daran, dass, würden wir alle Medikamente, die derzeit verwendet werden, auf den Grund des Meeres versenken, es der Menschheit besser ginge – und den Fischen umso schlechter.

Oliver Wendell Holmes

Man hat mich bereits vor längerer Zeit nach meinem Verständnis von Lupus als einer Krankheit befragt. »Kann Wasser Lupus heilen?«, so lautet die Frage, die mir viele Menschen aus verschiedensten Teilen der Welt stellten.

Da das Thema der chronischen, unbeabsichtigten Dehydration als ein Krankheiten verursachendes Phänomen im menschlichen Körper neu war und ich sehr kämpfen musste, um dieses Thema publik zu machen, wollte ich zu der Zeit nicht in die Diskussion um Lupus einsteigen. Es hätte den Prozess unnötig verkompliziert und ein zufrieden stellendes Ergebnis verzögert. Jetzt scheint eine gute Gelegenheit zu sein, meine Gedanken zu diesem Thema zu veröffentlichen. Ich habe mich auch deshalb dazu entschlossen, weil das Problem immer dringender wird, wie die Sonderausgabe der Zeitschrift *Townsend Letter for Doctors & Patients* im August/September 1999 zu Lupus und Autoimmunerkrankungen verdeutlichte.

Diese Sonderausgabe enthält Artikel und Briefe, die von vielen verschiedenen Menschen geschrieben wurden, so von Ärzten, Chiropraktikern, Pflanzen- und Naturheilkundlern, Akupressurexperten, »Philosophen«, Umweltschützern, Heilpraktikern und Patienten. Die Herausgeber, alle bedeutende Ärzte, präsentierten damit die neuesten Ansichten zu Lupus, sowohl aus der Perspektive der klassischen Medizin als auch der Alternativmedizin.

In all diesen Artikeln fand ich keinen Beitrag zur Bedeutung von Wasser bei der Prävention oder Behandlung dieser Krankheit. Diese fehlende Würdigung des Wassers als eines natürlichen Heilmittels sprang mir sofort in die Augen und ich begann mich zu fragen, ob Lupus nicht einfach ein Komplex von Beschwerden sei, der durch Wassermangel erzeugt wird (worin ich generell den Ursprung schmerzhafter degenerativer Erkrankungen des menschlichen Körpers sehe).

Einer der Herausgeber, Dr. Alan R. Gaby, begann seinen Leitartikel mit einer Bemerkung, die meiner Meinung nach unter allen Artikeln die größte Einsicht über Lupus zeigte. Er schrieb: »Bei einer Autoimmunerkrankung entgleitet nach konventioneller Ansicht das Immunsystem ohne triftigen Grund und greift das körpereigene Gewebe an. Aber wenn man die engen Verbindungen zwischen Geist, Gehirn und Immunsystem betrachtet, ist es dann nicht herablassend, einfach den Schluss zu ziehen, dass der menschliche Organismus keinen guten Grund dafür habe, das zu tun, was es tut? Vielleicht hat er einen Grund, den wir einfach nicht verstehen können.«

In diesem Kapitel möchte ich darstellen, dass wir selbst das Problem sind. Wir verstehen den Körper nicht. Der menschliche Körper hat sehr gewichtige, auf der Körperphysiologie basierende Gründe dafür, das zu tun, was er tut – so auch für die Manifestierung verschiedener Symptome, die wir als Krankheiten kategorisiert haben.

Aus meinen eigenen Forschungen schließe ich, dass die chronische unbeabsichtigte Dehydration vielerlei hässliche Gesichter zeigen kann. Wir Mediziner haben die dauerhafte Wasserknappheit in den Zellen des Körpers nicht als symptomerzeugendes physiologisches Problem erkannt, sondern haben die unterschiedlichen, parallel auftretenden Ergebnisse verschiedener regionaler oder lokaler »Dürren« als separate Krankheiten eingruppiert und etikettiert. Da es ohne Wasser kein Leben gibt und starke Austrocknung den Körper auf den Weg zum Tode bringt, ist das Ende der Lebensreise umso näher, je deutlicher und schwerwiegender die zahlreichen Manifestationen sind, die als Produkte und Komplikationen der Austrocknung erkannt werden sollten.

Meiner Ansicht nach wurde eine solche Ansammlung von Beschwerden unter dem Etikett »systemischer Lupus erythematodes«, SLE oder kurz Lupus zusammengefasst.

In diesem Kapitel werde ich verschiedene Kennzeichen von SLE beschreiben und erklären, warum meiner Meinung nach einfach Wassermangel die Wurzel des Übels ist. Aber zuvor möchte ich Ihnen skizzieren, was unter Lupus verstanden wird.

Was ist Lupus?

Lupus wird bis heute als eine »Krankheit unbekannter Ätiologie« klassifiziert. (Ätiologie ist die Vorgeschichte, die Gesamtheit und Entwicklung der Krankheitsursachen.)

- Lupus ist eine chronische Krankheit, die mehrere Organsysteme betrifft.
- Sie wird als Autoimmunerkrankung klassifiziert, bei der das Immunsystem körpereigene Gewebe angreift.
- Bei dieser Krankheit bildet der Körper eine Vielzahl von Antikörpern gegen das eigene Gewebe. Einige Antikörper greifen den Zellkern an, andere die Zellmembran oder das Zellinnere; wieder andere greifen Blutproteine an, die Struktur innerhalb der Zellen oder anderes. Die am stärksten betroffenen Gewebe sind die Blutgefäße in den Nieren, der Lunge, dem Gehirn, der Haut und den Gelenken. Dabei kann es zu Schwellungen, Rotfärbungen oder sogar Blutungen in den Geweben kommen. Dieser Vorgang wird als Vaskulitis (Gefäßentzündung) bezeichnet.
- 1948 stellte der Forscher Hargraves fest, dass bei dieser Krankheit bestimmte Zelltypen auftreten, die LE-Zellen. Diese sind weiße Blutkörperchen, die schnell und sukzessive andere Zellen »verdauen«. Im Inneren weisen sie ganz charakteristisch viele unverdaute Kerne der verdauten Zellen auf.
- Aufgrund der Fortschritte in den Blutuntersuchungsmethoden wird Lupus heute hauptsächlich durch den Nachweis verschiedener Autoimmun-Antikörper diagnostiziert, nach denen speziell

gesucht wird, wenn jemand entsprechende klinische Symptome aufweist. Es müssen zwar nicht unbedingt LE-Zellen vorhanden sein, aber solange das Blutbild darauf hindeutet, wird der Patient mit dem Etikett »Lupus« versehen.

- Die Diagnose von Lupus basiert auf klinischen Symptomen sowie auf Blut- und Hauttests. Bei etwa 70 bis 80 Prozent der Patienten mit der Diagnose »Lupus« werden LE-Zellen nachgewiesen, bei 95 bis 100 Prozent werden Antikörper gegen die Struktur des Kerns in der Zelle und bei 70 Prozent Antikörper gegen die DNA-Struktur selbst gebildet.

Nach einer Studie der *Lupus Foundation of America* aus dem Jahre 1994 sind zwischen 1,4 und 2 Millionen US-Amerikaner von SLE betroffen; das Verhältnis zwischen Frauen und Männern beträgt dabei 19:1. Bei Frauen tritt die Krankheit früh im Leben auf, und Afroamerikaner und Latinos sind häufiger betroffen als andere Rassen. Der pathologische Befund ist bei allen Altersgruppen gleich, jedoch tendieren Kinder stärker zu Nierensymptomen. Bei älteren Patienten verschlimmert sich die Krankheit weniger schnell. Lupus bei Kindern betrifft Jungen und Mädchen gleichermaßen. Durch Medikamente ausgelöster Lupus betrifft Männer und Frauen gleichermaßen. (In Deutschland liegt die Häufigkeit dieser Erkrankung bei 1:100 000 Einwohner. Anmerkung des Verlags)

Vor der Einführung von Cortison zur Behandlung von Lupus betrug die Lebenserwartung der Erkrankten nur wenige Jahre. Heute ist dank Cortison-Behandlung und Anpassung der Lebensführung die Lebenserwartung deutlich höher. Das Etikett »Lupus« an sich kann bereits dazu führen, dass durch Angst vor der Krankheit die Lebenserwartung sinkt. Angst, Furcht und emotionaler Stress können nämlich bestimmte hormonelle und chemische Ausscheidungen mit sich bringen, durch die der Körper weniger widerstandsfähig und anfälliger für Infektionen und Krankheiten wird.

Die Diagnose Lupus basiert auf den klinischen Manifestationen von drei der nachfolgend aufgezählten Beschwerden sowie auf der anschließenden Bestätigung durch entsprechende Bluttests:

- Extreme Müdigkeit
- Dauerhafte Kopfschmerzen

- Hautausschläge auf dem Nasenrücken und unter den Augen. Circa 80 bis 85 Prozent der Lupuspatienten haben diesen »Schmetterlings-Ausschlag« auf der Nase und auf beiden Seiten des Gesichts. Im Vorstadium kann die Haut für einige Zeit »gerötet« sein (als »Wangenröte« bezeichnet), ehe sich der Ausschlag voll entwickelt.
- Aktivität von LE-Zellen
- Muskel- und Gelenkschmerzen
- Diffuser oder stellenweiser Haarausfall
- Psychische Störungen, Anfälle, Psychosen und organische Gehirnschäden – Verlust von Sprache, Gedächtnis, Nervenfunktionen (wie Schwierigkeiten beim Schlucken) oder extreme Schmerzwahrnehmung; selbst ein zarter Windhauch kann Schmerzen verursachen.
- Nierenschäden – Blut im Urin, zu viel Protein im Urin (milchiger Urin), Unfähigkeit zum Wasserlassen, »Bluthochdruck renaler Ursache«
- Schmerzen in Brust oder Bauch, die durch Entzündung der Häute verursacht werden, welche die Organe und Eingeweide bedecken.
- Kälte der Extremitäten – Raynaud-Krankheit
- Lichtempfindlichkeit
- Scheibenähnliche Ausschläge und Schwellungen der Haut – diskoider Lupus
- Dauerhafte und wiederkehrende Geschwürbildung im Mund und auf der Nasenschleimhaut.

Lupus: Überlebensstrategie eines ausgetrockneten Körpers

Wir wollen die Symptome, die zu der Diagnose Lupus führen können, näher betrachten. Dabei werden wir feststellen, dass sie leicht durch Wassermangel erklärt werden können. Wir werden dann die Verbindung zwischen einfachem Wassermangel im Körper und den Bluttests herstellen, welche die offensichtlichen Indikatoren für das sind, was der Körper tut, wenn er unter Wassermangel und damit auch unter Mangel an »Rohstoffen« leidet, die das Wasser in die verschiedenen Teile des Körpers bringt.

Müdigkeit und Schläfrigkeit

Die falsche Annahme, dass alle Getränke im Körper genauso wirkten wie einfaches Wasser, ist eine der besten Voraussetzungen für dauerhaften Wassermangel. Wie ich bereits erklärt habe, ist ein trockener Mund kein zuverlässiger Hinweis auf Wassermangel im Körper. Der Körper kann bereits unter Austrocknung leiden, bevor er mit Mundtrockenheit reagiert. Wenn wir dann bei Durstgefühlen noch falsche Flüssigkeiten wählen, nämlich solche, die den Körper noch mehr entwässern, ist die Krise nicht mehr weit.

Das Gehirn erhält den größten Teil seiner Energie aus dem Wasser. Aufgrund des Strömens des Wassers durch die Zellmembranen wird hydroelektrische Energie genau dort erzeugt, wo sie für die Kommunikation zwischen den Billionen Zellen des Nervensystems und ihren Verbindungen zu Muskeln und Gelenken benötigt wird. Ein weiterer Prozess der Energieübertragung durch Wasser wird als Hydrolyse bezeichnet. Wasser sorgt für die erforderliche Energie beim Abbau von Stoffen wie Stärke, Proteinen und Fetten in deren feine chemische Nebenprodukte, die dann von den Gehirnzellen als »Treibstoff« benutzt werden. Bei Wassermangel geschieht dies nur unzureichend und das Gehirn leidet an einem niedrigen Energiepegel, den wir als Müdigkeit oder Schläfrigkeit bezeichnen. Je ausgetrockneter der Körper ist, desto müder wird er.

Um zu erklären, wie Wasser Energie erzeugt, wenn es an chemischen Reaktionen beteiligt ist, zitiere ich im Folgenden die Energieformel für die Hydrolyse eines der »Energieblöcke«, Magnesium-ATP (ATP = Adenosintriphosphat), berechnet durch P. George und Mitarbeiter und im Jahre 1970 veröffentlicht. Magnesium-ATP speichert normalerweise 600 Energieeinheiten. Bei der Hydrolyse steigt der Energiewert in seinen Bestandteilen ungefähr um das Zehnfache auf 6.435 Energieeinheiten an.

In lebenden Zellen ist Wasser die primäre Energiequelle

$$MgATP^{2-} + H_2O = ADP^{3-} / ADPH^{2-} + Mg^{2+} / H^{+} + H_2PO^{4-} / HPO_4^{2-}$$

600 1500 600 998 1168 318 1251

Die Energieeinheiten werden in Kilojoule gemessen.

Wenn Sie diese Gleichung auf alle Körperfunktionen anwenden, die von der Energieerzeugung durch Wasser abhängig sind, erkennen Sie, warum Menschen, die unter Dehydration leiden, wenig Energie haben. Sie verstehen dann, warum Wasser (nicht Kaffee) der beste Muntermacher ist, den Sie finden können. Koffein bewirkt, dass verschiedene Teile des Nervensystems unterschiedslos die Schwelle zur Freigabe von Energie aus ihren lebenswichtigen Reserven senken. Sie verschwenden so ihre kostbare Energie, die eigentlich für Krisen gespeichert ist, für Nebensächlichkeiten. Daher kommt es, dass der Körper nach einigen Tassen Kaffee Mattigkeit zeigt.

Ständige Kopfschmerzen

Gegenüber dem restlichen Körper hat das Gehirn Priorität bei der Lieferung von Wasser und den in Wasser transportierten Rohstoffen. Das Gehirn macht zwei Prozent des gesamten Körpergewichtes aus, erhält jedoch zwanzig Prozent der gesamten Blutversorgung. Ist der Körper ausgetrocknet, wird das Gehirn stark gestresst, auch wenn wir dies nicht bemerken. Das Gehirn ist ein »stiller Brüter«! Es konzentriert sich auf seine normalen Aufgaben, nämlich die Koordination von Gehirn, Psyche, Umgebung und Körper sowie die gerechte Verteilung des verfügbaren Wassers und der Rohstoffe auf den Rest des Körpers, entsprechend der Priorität jeder Organfunktion.

Für diese Arbeit benötigt das Gehirn eine stärkere Versorgung mit Blut, um einen Teil des darin enthaltenen Wassers in seine eigene flüssige Umgebung »pumpen« und seinen giftigen Abfall loswerden zu können. Der Blutkreislauf im Gehirngewebe wird von dem Neurotransmitter Histamin und seinen untergeordneten Regulatoren gesteuert. Die Gehirnkapillargefäße sind bestens mit Typ-2-Histamin-Rezeptoren (H_2-Rezeptoren) ausgestattet. Bei Stimulation dehnen die H_2-Rezeptoren die Gehirnkapillargefäße aus. Histamin und seine untergeordneten Regulatoren signalisieren ihre emsige Tätigkeit, indem sie Schmerzen verursachen. Schmerzen bedeuten Wassermangel. Das Bewusstsein sollte dies verstehen, aber da wir über den menschlichen Körper nicht korrekt informiert sind, fehlt dieses Verständnis in unserem Wissensspeicher.

Schmetterlingsausschlag
Der typische Lupus-Ausschlag befindet sich normalerweise auf dem Nasenrücken und breitet sich zu den Wangen hin aus. Er ähnelt einem auf die Nase geklebten Schmetterling (*Abbildung 9*). Zuerst entsteht die »Wangenröte«, die sich in schuppigen Ausschlag und rote, runde und eher flache Flecken verwandeln kann. Bei einigen Menschen dehnt sich dieser Ausschlag auch bis zu Stirn, Kinn und Lippen aus.

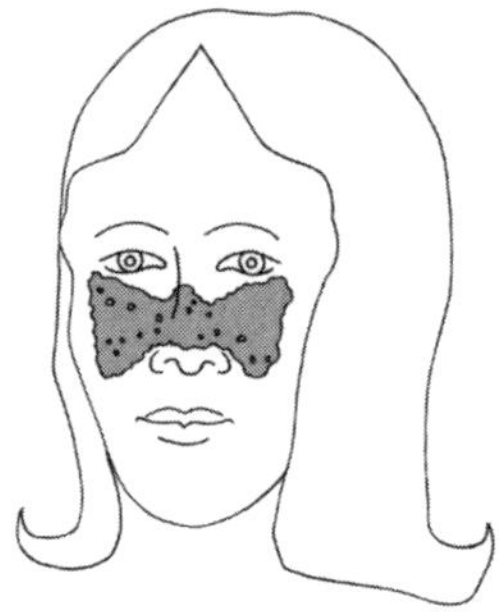

Abbildung 9: Schmetterlingsausschlag

Warum ist die Wangenröte ein Anzeichen für Dehydration im Körper?

Das Gesicht ist von Natur aus nicht nur dazu gedacht, eine Art Gehäuse für Augen, Nase und Mund zu bieten. Es ist auch noch für andere Funktionen angelegt. Das Gesicht ist ein sensorisches Zentrum, das die Organe des Sehens, Hörens, Riechens und Schmeckens beherbergt. Dies sind nur diejenigen Sinne, derer wir uns *bewusst* sind, aber das Gesicht hat noch andere sensorische Fähigkeiten, die wir noch nicht vollständig untersucht und deren Mechanismus wir bisher noch nicht ganz verstanden haben. Nichtsdestoweniger existieren diese sensorischen Fähigkeiten und wir sollten diese Tatsache mit der Zeit als wichtige Funktion unseres Gesichtes würdigen lernen. Wir sollten unser Gesicht nicht nur für sein Aussehen schätzen.

Das menschliche Gesicht ist auch ein »Empfänger« für Energiewellen, die nicht die Intensität des Lichtes erreichen. Diese »infraroten« Bereiche strahlender Energie tragen Informationen mit sich, die der menschliche Körper in die routinemäßige Bewertung seiner Umgebung und sein daraus gesammeltes »Erfahrungswissen« eingliedern muss. Diese Aktivität gehört als Erweiterung zum Nervensystem und hat Priorität über andere Körperfunktionen.

Tiere nutzen diese Fähigkeit sehr extensiv bei der Jagd im Dunkeln. Eine bestimmte Wüstenmausart ist völlig blind; sie hat keine Augen und lebt unter dem Sand. Sie erkennt ihre ebenfalls im Sand lebende Beute durch die Mechanismen des »Sehens ohne Augen«, welche nachfolgend beschrieben werden. Andere Tierarten nutzen ebenfalls diese »extrasensorische« Wahrnehmung als Richtungsanzeiger.

Auch beim Menschen gibt es diese Art des »Sehens«. Wenn Sie Blinde dabei beobachten, wie sie auf der Straße oder dem Gehweg gehen, werden Sie feststellen, dass sie ständig ihren Kopf von der einen Seite zur anderen drehen, als ob sie Objekte in ihrem Weg erspüren oder ertasten wollten. Sie scheinen Hindernisse zu bemerken, bevor sie in diese hineinlaufen. Ich habe mir sagen lassen, dass Blinde selbst bei einem hundertprozentigen Sehverlust immer noch etwas »Sehvermögen« haben. Diese Auskunft gewann für mich an Glaubwürdigkeit, als ich von einem deutschen Jungen las, der zwar blind ist, aber mitten im Innenstadtverkehr einer deutschen Großstadt Rad fährt, und von dem russischen Mädchen, dass sich trotz seiner Blindheit wendig und geschwind treppauf und treppab bewegt.

Wie ist es möglich, ohne Augen zu »sehen«?

Wenn Sie mehr zu der einfachen Erklärung wissen möchten, die ich hier wiedergeben möchte, so rate ich Ihnen, Kapitel 4 des Buches *The Blind Watchmaker* von Richard Dawkins zu lesen. Er ist einer der hervorragendsten Wissenschaftler unserer Zeit und ein renommierter Biologe an der *Oxford University* in England. Die englische Fernsehgesellschaft BBC strahlte seine Forschungsergebnisse in mehreren Dokumentarsendungen aus.

Professor Dawkins trifft in seinem Buch eine einfache Aussage: Es gibt einen Schöpfer. Die Analogie, die er benutzt, ist einfach: Ein Mann erfindet eine Uhr, die aus vielen winzigen Teilen besteht; werden diese dem vorgesehenen Uhrendesign entsprechend montiert, entsteht daraus ein Messinstrument für das Vergehen der Zeit. Die Argumentation ist folgende: Wenn man eine Uhr in ihre Einzelteile zerlegt und die Teile in eine sich drehende Trommel gibt und sie x-mal rotieren lässt, werden diese Teile durch die sich beim Rotieren ergebende zufällige Anordnung nie wieder eine Uhr. Man benötigt Intelligenz und Hände, um die Uhr so zusammenzufügen, wie der Designer sie entworfen hatte.

Richard Dawkins erklärt zunächst die Evolution als einen schrittweise erfolgenden Schöpfungsprozess, der sich bei jedem Schritt auf der Grundlage der vorherigen Stadien und Konstruktionen verbessert. Ich möchte an dieser Stelle nicht Evolution und Schöpfung im Detail behandeln, jedoch diese Informationsquelle verwenden, in welcher die Evolution verschiedener lichtempfindlicher Körperteile bis hin zur Bildung des Auges, wie wir es kennen, beschrieben wird. Auf den niedrigeren Stufen des Tierreichs scheint es linsenfreie lichtempfindliche Flecken, Vertiefungen, Löcher oder Gruben zu geben. Lichtempfindliche Gruben registrieren Informationen, sind aber nicht darauf ausgerichtet, ein scharfes Bild abzubilden. Die betreffenden Tierarten nutzen diese »lichtempfindlichen Gruben« in dem begrenzten Umfang, wie das ihren Bedürfnissen entspricht.

Da lichtempfindliche Gruben bei Lebewesen eine anatomische Realität sind, sollte es nicht weit hergeholt erscheinen, wenn man annimmt, dass auch wir Menschen diese zusätzlich zu unserem Sehsystem verwenden. Lichtempfindliche Gruben – oder wahrscheinlich »Flecken« – gehören zu unserem Sehsystem. Sie vergrößern unsere Fähigkeit, unsere Umgebung zu überwachen, und befinden sich hauptsächlich in unserem Gesicht.

Diese These wird zusätzlich gestützt durch die Größe und Lage des fünften Gehirnnervs – des Trigeminusnervs. Wir haben zwei davon, auf jeder Seite des Gehirns einen. Ihre Verästelungen treten an drei verschiedenen Stellen in den Raum hinter der Gesichtshaut ein: über den Augen, unter den Augen und am unteren Kinn. Diese Nervenstränge sind wesentlich dicker als die gewöhnlichen Nerven, welche die Haut in anderen Teilen des Körpers erreichen. Ihre Dicke im Verhältnis zu der von ihnen versorgten Oberfläche deutet darauf hin, dass die Trigeminusnerven, die nur das Gesicht und die Stirn versorgen, an einer wesentlich komplizierteren Aufgabe beteiligt sind, als sich nur den Empfindungen von Wärme, Kälte und Berührung zu widmen.

Damit sie ihre Aufgabe, Informationen zum Nervensystem zu übertragen, erfüllen können, sind die Hautrezeptoren des Trigeminusnervs zwingend auf ausreichende Wasserversorgung angewiesen. Bei Dehydration wird die reguläre Blutversorgung der Hautoberfläche gedrosselt, um Wasserverlust durch Verdunstung zu verhindern. Die Umgebung dieser Nerven wird jedoch verstärkt mit Blut versorgt, daher die Bildung der Wangenröte. Später benötigen die Nervenendigungen eine sogar noch größere Blutzufuhr, da mehr Wasser zum Abbau der giftigen Abfallstoffe gebraucht wird.

Dieser Gefäßreichtum an Nervenendigungen und ihren Rezeptoren wird normalerweise durch Histamin gesteuert. Es ist interessant festzustellen, dass es zwischen 725 und 1200 histaminproduzierende Mastzellen pro Kubikzentimeter Haut gibt. (In Dawkins' Buch heißt es Kubikmillimeter, aber ich nehme an, das ist ein Druckfehler.) Daher ist die Haut bestens mit der Histaminquelle versorgt, um den »entzündlichen« Prozess in der Nähe der Nerven zu organisieren, und daher auch die Hautausschläge in den Gesichtern von Lupus-Patienten mit entsprechenden Symptomen.

Ich habe mit Absicht diese Details zur Erklärung eines einfachen Gesichtsausschlages genannt, damit ich Ihnen gleichzeitig ein neues Verständnis Ihres Gesichts vermitteln und erklären kann, warum Wasser wesentlich dazu beiträgt, das zu ermöglichen, was Ihr Gesicht zu tun hat.

Lupus-erythematodes-Zellen

Was ist eine LE-Zelle? Sie ist ein großes weißes Blutkörperchen, auch Makrophage genannt, das eine Reihe beschädigter Zellen geschluckt hat und nicht die Zeit hatte, ihre Inhalte zu verdauen. Wir müssen anerkennen, dass der menschliche Körper ein hoch entwickeltes »Recyclingprogramm« besitzt und noch das letzte Molekül eines nützlichen Bestandteils verwertet. Natürlich umfasst dieser Prozess auch die »Exekution« ineffizienter und sterbender Zellen (oder transformierter aggressiver Zellen, die sich zu einem voll aufgeblühten Krebsgeschwür auswachsen könnten) sowie die »Fleisch fressende« Verdauung ihrer Körper durch mobile Exekutoren. Aber dies geschieht nicht einfach so. Es steckt ein System dahinter.

Dieses System ist einfach. Wenn eine Zelle die benötigten Rohmaterialien für Energieerzeugung und Herstellungsprozesse nicht in ausreichendem Maße erhält, zapft sie die eigenen Energiereserven an – etwa so, wie man in schweren Zeiten seine Ersparnisse aufbraucht und sich auf Essensmarken verlassen muss. Im Körper gibt es so etwas wie »Essensmarken«, »Kontoüberziehen« oder »Familiendarlehen« jedoch nicht. Der Organismus beginnt mit einem strikten Rationierungsprogramm. Weniger fähige Zellen werden geopfert und ihre direkt nutzbaren Inhaltsstoffe von den Nachbarn aufgenommen – genau genommen ist das »Kannibalismus«.

Der Mechanismus ist ebenfalls ganz einfach. Es gibt bestimmte Typen von Antikörpern, die von vagabundierenden weißen Blutkörperchen ausgeschieden werden und in der Lage sind, Löcher in die Membranen der Zellen zu bohren, die sterben müssen; der flüssige Inhalt der geopferten Zellen wird in die direkte Umgebung verteilt. Die festen Bestandteile bleiben im Inneren der »erledigten« Membran. In der verteilten Flüssigkeit aus dem »Schlachtfeld« befindet sich viel ungebundenes Kalzium – verbrauchter Treibstoff oder Asche –, das ein Zeichen von zu viel ausgegebener Energie ist. Diese Überladung durch Kalzium in der Umgebung aktiviert das Transglutaminase-Enzymsystem.

Eine der zahlreichen Aufgaben dieses Enzyms ist die Mumifizierung und Verhärtung der Zellmembran. Dieser Prozess wird als *Apoptose* bezeichnet. Die mumifizierten Zellen werden als solche erkannt und eine nach der anderen von den säubernden Makrophagenzellen geschluckt, bis die Makrophagen sehr viele schwer verdauliche Zellreste enthalten.

Wenn man ein Auto irgendwo parkt, wo es nicht stehen soll, erhält man einen Strafzettel. Nach einiger Zeit kommt der Abschleppwagen und das falsch parkende Auto wird abgeschleppt. Ähnlich wie Strafzettel tragen die apoptotischen Zellen Proteinmarker auf ihren Membranen, die die Kannibalenzellen einladen, diese mumifizierten Zellen zu verzehren. Zusammen mit den Körpern der konsumierten Zellen gelten die Kannibalenzellen als typische LE-Zellen. Dieser Prozess soll wohl die Zellpopulation, die nicht angemessen mit Wasser und Nährstoffen versorgt werden kann, reduzieren, dann deren lokal nutzbare

Bestandteile sofort recyceln und die Kadaver der getöteten Zellen für eine weitere Umwandlung abtransportieren. Im Grunde genommen findet dieser Prozess bei Lupus im aktiven Stadium ununterbrochen statt.

Meiner Ansicht nach veranlassen Wassermangel und eine ineffiziente Lieferung von »Rohstoffen« die Rückverwandlung bestimmter Zellen in ihre frühere, primitive Form, es sei denn dieser Prozess der »Entvölkerung« ist effizient. Primitive Zellen besitzen aggressive, »eigennützige« Gene, welche die Zellaktivität übernehmen, die Zellgrenzen überwuchern und eine krebsartige Geschwulstbildung verursachen, die in einer Umgebung ohne Sauerstoff bestens gedeihen kann. So betrachtet ist Lupus (im Vergleich zur Alternative der Krebsgeschwulst) das eher »lebensorientierte« Programm der Dehydrationsphysiologie des Körpers.

Dehydration und das Zusammenspiel von Geist, Körper und Immunsystem

In diesem Abschnitt muss ich ein wenig mehr auf physiologische Zusammenhänge eingehen. Ich muss die Beziehung zwischen Dehydration und Immunsystem auf einer fachlichen Ebene erklären, damit ich Forschern und Ärzten den wissenschaftlichen Hintergrund meiner Gedanken vermitteln kann.

Das Gehirn besteht zu 85 Prozent aus Wasser. Starke Dehydration der Gehirnzellen verursacht in diesen eine stille »Angst« ganz auszutrocknen. Das bedeutet größten Stress. Gleichzeitig muss das Gehirn sich mit einer intensiven Kommunikation zwischen den Zellen beschäftigen, um Aktivität und Koordination zwischen Geist, Gehirn, Umgebung und Körper aufrechtzuerhalten. Das Gehirn benötigt Wasser als Energiequelle für seine empfindlichen Aufgaben.

Bei Wassermangel und »emotionalem Stress« trifft das Gehirn Vorkehrungen, um mehr Wasser und Rohmaterialien für seine eigenen Bedürfnisse herbeizuschaffen. Es stellt eine Reihe von Hormonen und Transmittern zur Koordination dieser Aktivität her (*Abbildung 10, S. 116*). Der Handlungsablauf im Gehirn wird durch Sekrete der Hypophyse koordiniert. Zu diesen ausgeschiedenen Hormonen und

Transmittern zählen Vasopressin, Endorphine, Prolaktin, CRF und Renin-Angiotensin.

Das Hormon Vasopressin verwandelt sein Gegenstück oder Pendant, den Rezeptor, in einen ausgehöhlten Behälter mit zahlreichen winzigen Perforationen. Diese Perforationen sind so konstruiert, dass sie nur Wasser aus dem Serum filtern und ein Wassermolekül durch die Löcher in die Zelle passieren lassen – ähnlich einem Duschkopf. Vasopressin sorgt gleichzeitig für eine sehr starke Cortisonfreigabe. Es ist ein Cortison freisetzender Faktor (*cortisone releasing factor,* CRF). Neben dem Vasopressin scheidet die Hypophyse auch noch einen anderen CRF aus. Auf diese Weise wird der Körper eines an Wassermangel leidenden Menschen von zwei Arten sehr starker CRF-Sekrete beeinflusst.

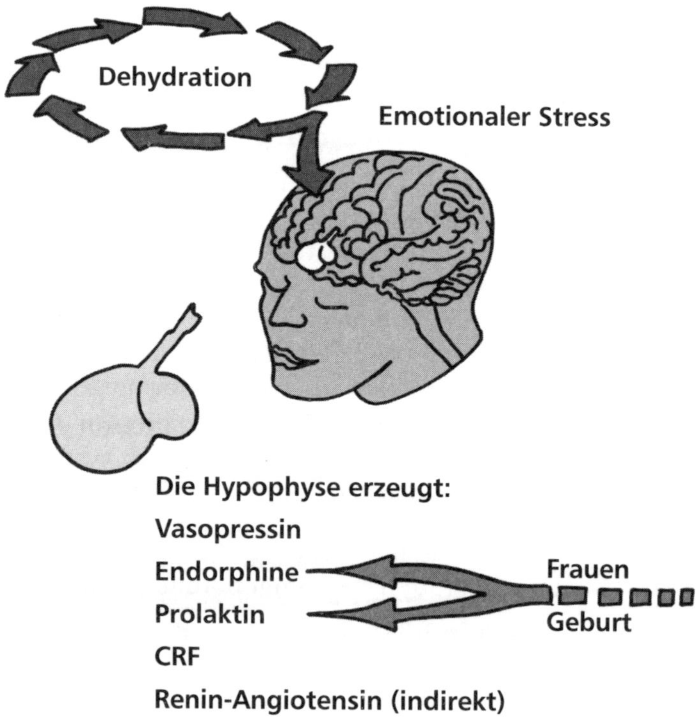

Abbildung 10

Die CRF-Stimulation sorgt dafür, dass einige weiße Blutkörperchen eine Substanz namens Interleukin-1 (IL-1) ausscheiden. Parallel hemmen diese starken Cortison freigebenden Substanzen zwei andere chemische Stoffe, die andernfalls den Einfluss von IL-1 hemmen würden. Dies sind Interleukin-2 und Interferon (*Abbildung 11*). Der wichtigste wasserregulierende Stoff Histamin hemmt simultan zur CRF-Aktivität stark die Produktion und Freigabe von Interleukin-2 und Interferon im Körper. So schalten zwei Substanzen, die am Dehydrationsmanagement des Körpers beteiligt sind, die Verteidigung des Immunsystems aus. Aufgrund des Abschaltens der IL-2- und Interferonproduktion wird der Körper verwundbar für bakterielle und Vireninfektionen – beispielsweise bei AIDS.

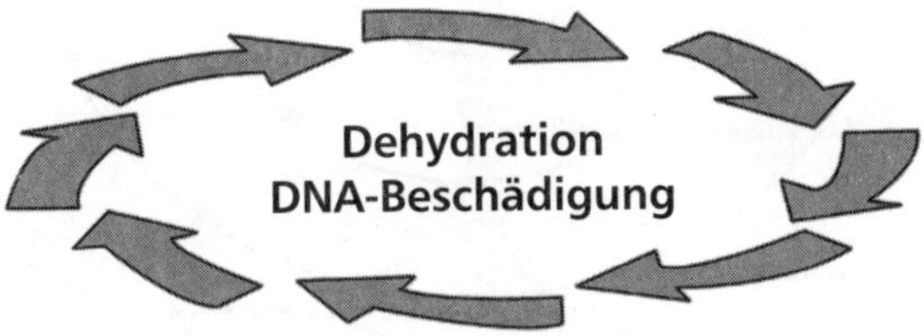

Erhöhte Cortisonaktivität

- Verursacht Aktivität von **Interleukin-1** und reduziert Aktivität von **Interleukin-2**
- **IL-2** stimuliert das Immunsystem und die Interferonproduktion
- **IL-1** hemmt das Immunsystem und ist indirekt für die **Fragmentierung der DNA** verantwortlich

Abbildung 11

Wenn eine bestimmte Menge IL-1 im Blutkreislauf vorhanden ist, stimuliert es die weitere Ausscheidung von CRF. Auf diese Art setzt sich der Teufelskreis der IL-1-Produktion fort, solange die Aktivität der Gehirnzellen auf Dehydration/Stress ausgerichtet ist (siehe *Abbildung 12*).

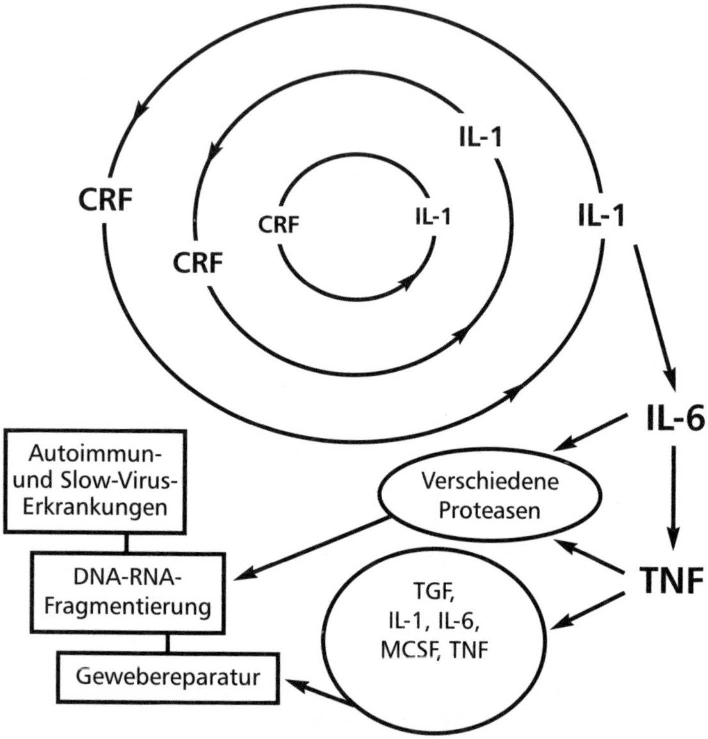

Abbildung 12: Biochemische Bahnen von Autoimmunerkrankungen. Abkürzungen: IL-1 = Interleukin-1; IL-6 = Interleukin-6; TNF = tumor necrosis factor; CRF = cortisone releasing factor; TGF = transforming growth factor ; MCSF = macrophage colony stimulating factor

An einer bestimmten Verbindungsstelle chemischer Bahnen werden Substanzen wie Interleukin-6 ausgeschieden. IL-6 kann die Kerne der insulinproduzierenden Zellen der Bauchspeicheldrüse zerstören. Diese werden jedoch nicht bei jedem Menschen mit chronischer Dehydration zerstört, weil ein Mechanismus dafür sorgt, dass diese Zellen ruhen und inaktiv sind, wenn der Körper wenig Wasser zur Verfügung hat.

Andere chemische Stoffe, die für ähnliche Ergebnisse produziert werden, sind der *tumor necrosis factor* (TNF), der *transforming growth factor* (TGF) und der *macrophage colony stimulating factor* (MCSF). Mit der Zeit verursachen diese Beschädigung und Abbau »zufällig ausgewählter« Gewebe, gefolgt von einer Neumodellierung der beschädigten Stelle. Durch diesen ursprünglichen Abbau sollen einige der primären Rohmaterialien wieder verfügbar werden, die Gehirn und Körper benötigen. An oberster Stelle der dringend benötigten Stoffe steht Wasser, das in den Zellen festgehalten wird.

Das empfindliche Steuerungssystem für die Ausscheidung dieser Hormone ist von einer Art Feedbackmechanismus abhängig, der in den Zellmembranen der Sekretzellen eingebaut ist, sowie von einigen Zellen in einem bestimmten Teil des Gehirns. Diese Zellen überwachen ständig die Menge der den Gewebeabbau aktivierenden Substanzen im Blut. Die Wirksamkeit dieses Feedbacksystems ist von der Wassermenge abhängig, die zwischen ihren zweilagigen Zellmembranen verfügbar ist.

Ist die Zelle gut mit Wasser versorgt, so ist auch der Feedbackmechanismus effizient. Herrscht in der Zelle Wassermangel, so ist der Feedbackmechanismus ineffizient und die Produktion chemischer Stoffe in dem »kannibalistischen Krisenmanagement« läuft bis zu dem Punkt weiter, an dem sie außer Kontrolle gerät. An diesem Prozess bleiben CRF und IL-1, die eigentlich nur für eine vorübergehende Freigabe einiger Primärmaterialien aus den körpereigenen Geweben sorgen sollten, nun dauerhaft beteiligt – aufgrund der Dehydration wird ihre Produktion nicht durch den Feedbackmechanismus gestoppt.

Ein Resultat dieser Art des Krisenmanagements in einem gestressten Körper, der sich in »Kannibalismus« des eigenen Gewebes retten muss, wird als Autoimmunerkrankung bezeichnet. Eine Form davon ist Lupus.

F. Tjernstrom und Mitarbeiter haben wichtige Forschungsergebnisse im *Journal of Lupus* (Nr. 8, 1999, Seiten 103–108) veröffentlicht. Diese deuten auf eine starke Aktivität von IL-1 bei Lupus hin. Menschen mit einer konstanten IL-1-Aktivität in ihrem Körper erleiden mit einer 700 Prozent höheren Wahrscheinlichkeit Lupus als Menschen ohne IL-1-Aktivität.

Wasser und Salz als natürliche Antihistamine sind von entscheidender Bedeutung, um diesen Teufelskreis anzuhalten, in dem das körpereigene Gewebe unter der Anweisung von Interleukin-1 zerstört wird. Wasser und Salz hemmen die Histaminaktivität und ermöglichen die Freigabe und Aktivität von Interleukin-2 und Interferon zur Neutralisierung der Aktivität von Interleukin-1. Somit sind Wasser und Salz lebenswichtige Medikamente in der Behandlung von Lupus.

Zusätzlich zu Wasser und Salz ist eine ausgewogene Ernährung – anfangs mit einem hohen Zucker- und Kohlenhydratgehalt zur Förderung der Insulinausscheidung durch den Körper – von größter Bedeutung, damit die Umkehr der »kannibalistischen Biochemie« (Katabolismus) des Körpers unterstützt wird. Durch Insulin wird die Biochemie im Körper von Gewebeabbau in Gewebeaufbau »umprogrammiert«. Nach dem anfänglich höheren Zuckergehalt der Nahrung sind viele essentielle Aminosäuren, essentielle Fettsäuren, grünes Gemüse, Obst, Vitamine und Mineralien wichtig. (Weitere Informationen zur Ernährung enthält Kapitel 8.)

Vaskulitis bei Lupus

Drei verschiedene Arten von Zellen sind sehr große Histaminproduzenten: einige Gehirnzellen, basophile Lymphozyten und Mastzellen. Die basophilen Lymphozyten und Mastzellen stellen auch Heparin her, einen chemischen Stoff, der das Blut »verdünnt« und es vor Gerinnung schützt, sowie einen chemischen Stoff, der die Blutplättchen aktiviert, die normalerweise die Blutgerinnung verursachen.

Was glauben Sie, warum die Mastzellen oder basophilen Zellen zwei gegensätzliche Enzyme enthalten und diese die ganze Zeit ausscheiden? Das eine verhindert die Blutgerinnung und das andere aktiviert Blutplättchen, welche die Blutgerinnung fördern. Der Grund ist einfach, wenn Sie die Philosophie der Wasserzirkulation betrachten.

Wenn Blutplättchen aktiviert werden, scheiden sie das von ihnen gesammelte und gespeicherte Serotonin aus. Unter bestimmten Umständen verursacht Serotonin stärkere vaskuläre Durchlässigkeit in sehr kleinen Blutgefäßen – es kann sogar Lücken oder »chirurgische Schnitte« in den Kapillaren verursachen –, während es große Gefäße zusammenzieht und den Druck im Arteriensystem erhöht. Das Serum (der flüssige Bestandteil von Blut ohne die Blutzellen) oder sogar das ganze Blut strömt durch die Lücken, gerinnt aber wegen des Heparins nicht. Die roten Blutkörperchen – wahre Wasserbeutel –, die auch aus den Blutgefäßen hinausgelangen, brechen zusammen und verteilen ihren Inhalt in dem Bereich, der dringend Wasser benötigt. Die festen »Abfälle« des Blutes werden später »entsorgt«.

Blut besteht zu 94 Prozent aus Wasser; die roten Blutkörperchen bestehen ebenfalls zum größten Teil aus Wasser mit einer »Hämoglobin-Färbung«. Wenn das System circa einen Liter Blut in den Darm ausschüttet oder in das Gewebe hineinblutet, werden 94 Prozent dieser Menge – Wasser – sofort wieder in den Blutkreislauf aufgenommen; die festen Abfälle werden in einem zweiten Prozess verarbeitet.

Der Grund für diese Art der Blutung in den Nieren und der Lunge ist, dass diese Organe sehr viel »ungebundenes Wasser« benötigen, um ihre Aufgabe wirkungsvoll zu erfüllen. Wenn der Körper bereits ausgetrocknet ist und kein frisches Wasser nachkommt, ist diese Art der »Wasserversorgung« der einzig logische Prozess.

Dieser Blutungsvorgang findet in Lunge und Nieren in einem mikroskopisch kleinen Maßstab statt. Er wird als eine Krankheit, das »Lungen-Nieren-Syndrom« bezeichnet. Der gleiche Vorgang lässt sich auch bei Lupus feststellen. Auch er findet im Verdauungstrakt, aber in größerem Maßstab und häufiger statt. Die Etiketten mit der Bezeichnung Gastritis, Duodenitis oder Kolitis werden einer an bestimmten Stellen des Verdauungstraktes durch Dehydration verursachten Vaskulitis aufgeklebt.

Ich stellte dieses Phänomen fest, als ich mehr als 3000 Fälle von Magen-Darm-Geschwüren mit Wasser behandelte – viele Patienten hatten blutende Geschwüre. Ich erforschte diesen Mechanismus eine Weile später. Bei blutenden Geschwüren wird ein großer Teil des Blutes im Verdauungstrakt ausgeschüttet und das darin enthaltene

Wasser wird wieder absorbiert, um eine Überkonzentration des Blutes und eine daraus resultierende katastrophale Komplikation weit verteilter Blutgerinnsel im Gehirn und in anderen Körperteilen zu verhüten. Wenn dieser Prozess direkt unter der Haut stattfindet, nennt man ihn Purpura (Blutfleckenkrankheit).

Eine weniger dramatische und häufiger auftretende Alternative zu Blutungen ist es, mit einem Wassereinsparungsprogramm zu beginnen und das eine oder andere Körpersystem auszuschalten – daher Asthma bei Kindern oder die drastische Reduzierung des Urinvolumens bis hin zu orangefarbenem Urin bei älteren Menschen. Diese Erkrankungen sind Komplikationen einer chronischen, unbeabsichtigten Dehydration.

Muskel- und Gelenkschmerzen

Schmerzen im Körper, wenn sie nicht von einer Infektion oder Verletzung stammen, sind ein Zeichen von Dehydration in dem Bereich, wo Schmerzen gefühlt werden. In einem körperlich aktiven Teil des Körpers, der nicht ausreichend Wasser erhält, das ihn mit den erforderlichen Rohmaterialien versorgt und die giftigen Stoffwechselabfälle wegspült, steigt der Säuregehalt und ab einem bestimmten Punkt leiten die Nervenendigungen dieses Gebietes diese Information an das Gehirn weiter. Das Gehirn oder das »Bewusstsein« registrieren diese Veränderungen als Schmerz.

Normalerweise kommt es aus zwei Gründen zu Schmerzen in nicht verletzten Muskeln: Einmal durch den Aufbau von Milchsäure in überanstrengtem und gleichzeitig ausgetrocknetem Muskelgewebe; dadurch können die Milchsäure und die giftigen Stoffwechselprodukte des Muskels nicht fortgeschwemmt werden. Der zweite Grund ist, dass Muskelgewebe leicht geopfert wird, wenn der Körper sich von seinen Reserven ernähren muss. Dieser Prozess wird als »Gluconeogenese« bezeichnet, das heißt Neuherstellung von Zucker aus den Körperreserven und seinen eigenen Strukturen.

Die Aktivität von Cortison, angespornt durch CRF, fördert ein Zerreißen der Muskelstruktur. Im großen Maßstab wird dieser sehr schmerzhafte Vorgang häufig als »Muskeldystrophie« bezeichnet.

Lupus und die Beteiligung des Gehirns

Beim Zerreißen der Myoglobinmoleküle im Muskelgewebe werden vier chemische Haken, die *Pyrolringe,* die auf eine Eiseneinheit greifen, losgebrochen und aus dem Körper ausgeschieden. Unglücklicherweise bindet jede Pyroleinheit sich vor der Ausscheidung an ein Zinkmolekül und an eine Vitamin-B_6-Einheit und zieht diese mit aus dem Körper. Daher können Dehydration und der daraus resultierende dauerhafte Abbau von Muskelgewebe im Laufe der Zeit zu einem Zink- und Vitamin-B_6-Mangel führen. Vitamin B_6 und Zink sind lebenswichtig für die Gehirnzellenaktivität. Sie werden unbedingt für die Produktion von Neurotransmittern im Gehirn benötigt.

Eine übermäßig hohe Pyrolausscheidung soll mit neurologischen Erkrankungen des Gehirns und Fehlwahrnehmungen in Verbindung stehen. Ein weiterer Faktor bei Geisteskrankheiten ist eine extrem hohe Histaminaktivität des Körpers in Kombination mit Kupfermangel.

Eine weitere unglückselige Folge der Dehydration ist der übermäßige Verbrauch von zwei essentiellen Aminosäuren durch die Leber zur Neutralisierung giftiger Abfallprodukte, die nicht aus dem Körper ausgeschieden werden können. Diese Aminosäuren sind Tryptophan und Tyrosin, die normalerweise von den Gehirnzellen in Neurotransmitter umgewandelt werden. Das Gehirn wandelt Tryptophan normalerweise in Serotonin, Melatonin, Tryptamin und andere gehirnaktive Komponenten um.

Bei Depression und ernsten emotionalen Problemen besteht ein Serotoninmangel im Gehirn – dies ist der Grund für den Einsatz von Prozac, welches den Abbau des verfügbaren Serotonins im Körper verlangsamt. Natürlich resultieren bei Neurotransmittermangel im sensorischen Teil des Gehirns auch sensorische Probleme. Bei einem Mangel an Primärmaterialien im motorischen Bereich des Gehirns kommt es zu »ungleichmäßigen und unkoordinierten Bewegungen« des Körpers. Es ist wahrscheinlich, dass die Organe, die am meisten benutzt werden, zuerst einen Mangel erleiden – daher unregelmäßige Bewegungen der Hände, des Gesichts, beim Kauen und Schlucken und so weiter.

Lichtempfindlichkeit bei Lupus

Für die Funktion des Auges ist der Tryptophangehalt entscheidend. Nach Seymour Zigman von der *University of Rochester School of Medicine,* New York, sind die Filterpigmente, welche Linse und Retina von Tieraugen schützen, Tryptophanoxidationsprodukte. Die aus Tryptophan abgeleiteten Pigmente sind für die Lichtfilterung unbedingt erforderlich. So wird natürlich das Auge durch einen Tryptophanmangel aufgrund dauerhafter Dehydration verwundbar und ist ungeschützt bei intensivem Licht. Dies ist meine Erklärung für die Ursache von Lichtempfindlichkeit bei Lupus.

Raynaud-Krankheit

Die Billionen Zellen des Körpers sind in ihrem Überleben und ihrer Funktionsfähigkeit ohne Zweifel von Wasser abhängig. Der wasserabhängige Körper benötigt eine bestimmte Menge frischen und reinen Wassers für seine täglichen Funktionen. Wenn man ihm eine geringere Menge reines Wasser gibt, als er benötigt, ergreift er bestimmte Wasserrationierungsmaßnahmen. Relativ unwichtige Funktionen werden abgeschaltet. Der Körper ist dazu gezwungen, er hat keine Alternative.

Eine dieser Rationalisierungsmaßnahmen ist die Wärmekonservierung, wenn der Körper einer kalten Umgebung ausgesetzt wird. Wie Sie jetzt wissen, ist Wasser die primäre Energiequelle im Körper. Ein Bestandteil der Wärmekonservierungsmaßnahmen bei Dehydration ist das integrierte Abschalten der Blutversorgung der Haut. Die Extremitäten sind leichter zu steuern als der Rumpf, daher leidet man bei Wassermangel unter kalten Händen, Füßen, Nase und Ohren. Ich verstehe die Raynaud-Krankheit der kalten und »blau angelaufenen« Extremitäten als das Krisenprogramm des Körpers zur Wärmekonservierung im Zusammenhang mit den Wassermangel-Managementprogrammen.

Lupus – eine Ansammlung dehydrationsbedingter Erkrankungen

Aus meiner Sicht als Wissenschaftler ist Lupus ein Etikett, das einer Ansammlung von Erkrankungen aufgeklebt wurde, die alle durch eine dauerhafte Dehydration des Körpers verursacht werden. Ich kann der

Liste noch weitere Etiketten hinzufügen, beispielsweise Muskeldystrophie, Multiple Sklerose und andere.

Aus der Molekularforschung können wir neue logische Schlüsse ziehen, was der Körper zum Dehydrationsmanagement unternimmt, und Resultate einer Dehydration erklären, die wir zuvor nicht verstanden haben. Wir bezeichnen die offensichtlichen Signale als diese oder jene Krankheit. Lupus ist ein solches Etikett.

Nach der Teilnahme an der 5. Internationalen Lupus-Konferenz veröffentlichte Dr. A. Coutinho vom *Gulbankian Science Institute* in Portugal seine Ansichten und seine Bewertung der Lupus-Forschung im *Journal of Lupus* (Nr. 8, 1999, Seiten 171–173): »Da sich die etablierten Rahmenbedingungen und vorherrschenden Meinungen immer auf ihrer eigenen Grundlage weiter nähren, wird es immer einfacher sein, der vorherrschenden Meinung noch etwas hinzuzufügen, als das Etablierte durch etwas Neues zu bekämpfen … Es folgt daraus, dass ein Zurücklassen vorgefasster Meinungen zu Toleranz und Autoreaktivität mit Sicherheit hilfreich sein würde, aber eine neue Meinung zu den generellen Prinzipien des Krankheitsverlaufs wäre noch besser.«

Dazu kann ich nur sagen, die chronische, unbeabsichtigte Dehydration wäre ein dankbares Thema in der Lupus-Forschung. Wie ich versucht habe zu erklären, könnten die Antworten unendlich viel schneller kommen, als man sich vorstellt.

7
Soforthilfe für Ertrunkene und Erstickende

Dieses Kapitel soll einen neuen Weg zur Rettung Ertrunkener zeigen. Er steht im Gegensatz zu der konventionellen Methode, bei der sofort mit Mund-zu-Mund-Beatmung versucht wird, den Ertrunkenen, dessen Lunge noch voller Wasser ist, wiederzubeleben; damit hat die Luft, die wir in die Lunge zu pressen versuchen, überhaupt keine Möglichkeit, dort hineinzugelangen. Die in die Lunge geblasene Luft kann das Wasser, das die Alveolen füllt, nicht verdrängen. Wir müssen zuerst das Wasser aus der Lunge herausbekommen, ehe Sauerstoff in die Lunge eindringen und in den Blutkreislauf gelangen kann. Meine neue Methode zeigt, wie dies durchgeführt werden sollte.

Ich habe diese einfache, sehr pragmatische Art der sofortigen Hilfe für einen Ertrunkenen gelernt, als mein jüngerer Bruder aus unserem Swimming-Pool zu Hause herausgefischt wurde. Er war gerade vier Jahre alt und ich etwa elf. Wir spielten zu acht im Garten bei unserem Haus. Wir bemerkten erst, dass Dariush fehlte, als sein Kindermädchen sah, dass er nicht mehr bei uns war. Sie schaute sich um und rief ihn. Als sie keine Antwort erhielt, bekamen wir alle Angst und begannen ihn zu suchen. Da bemerkte der Koch, dass der halb untergetauchte Körper meines Bruders mit dem Gesicht nach unten im Pool trieb. Er wurde aus dem Wasser gezogen und die blaue Farbe seines Körpers und der verriegelte Kiefer sagten alles: Er atmete nicht mehr. Als das Kindermädchen die Blaufärbung und die Leblosigkeit seines Körpers sah, fing sie mit einer solchen Intensität an zu klagen und schreien, dass jeder im Haus und auf der Straße angerannt kam um zu sehen, was passiert war.

Glücklicherweise war mein Vater zuhause und eilte herbei. Seine erstaunliche Intelligenz übernahm sofort die Führung, als er sah, dass Dariush ertrunken war. Er bat den Koch, der den leblosen Körper meines Bruders in seinen Armen hielt, ihn an den Beinen zu fassen und ihn mit dem Kopf nach unten hoch zu halten. Mein Vater zwängte seine Finger zwischen die Kieferknochen und zog den verriegelten Kiefer mit Gewalt auseinander. Sofort lief etwa ein halber Eimer Wasser aus dem Mund meines Bruders. So wurde seine Lunge entleert. Mein Vater schlug ein paar Mal auf Dariushs Rücken und bat den Koch, Dariush mit dem Kopf nach unten über seinen (des Kochs) Rücken zu legen und so im Garten umherzulaufen. Als der Koch zurückkam, hatte Dariush bereits wieder begonnen zu atmen und weinte.

Dieses einfache Manöver rettete meinem Bruder das Leben. Jahre später wandte ich es ein zweites Mal mit Erfolg an, als eine junge Frau aus dem Schwimmbecken meines Sportclubs gezogen wurde. Sie war von der Studentengruppe vermisst worden, die das Becken für ihren Sportunterricht benutzte. Sie dachten wohl, sie sei auf die Toilette gegangen. Erst als sie jemanden am Grund des tiefen Teils des Beckens sahen, erkannte der Lehrer, was geschehen war. Ich ging gerade dort vorbei und hörte die Aufregung. Als ich hinzukam, wurde das Mädchen gerade aus dem Wasser gezogen. Sie war ebenfalls blau angelaufen und atmete nicht mehr. Ich bat einen der Umstehenden, sie an den Beinen mit dem Kopf nach unten zu halten, und öffnete mit Gewalt ihren Mund. Es lief sehr viel Wasser aus ihrem Mund heraus. In diesem Fall beschloss ich, sie mit Mund-zu-Mund-Beatmung wiederzubeleben. Innerhalb einer Minute erlangte sie das Bewusstsein wieder, öffnete die Augen und sah die Leute um sich herum.

Warum hat die Methode meines Vaters so problemlos funktioniert? Der Grund ist einfach. Wenn man mittels der Schwerkraft das Wasser aus den Lungen herauslaufen lässt, belüftet man die Alveolarsäckchen sofort und wesentlich effektiver – solange dies im reversiblen Stadium des drohenden Todes geschieht. Wenn Sie sofort mit der Mund-zu-Mund-Beatmung beginnen – wie es bei uns die Norm ist –, wo soll dann die riesige Menge Wasser hin, die all die Alveolarsäckchen in der Lunge füllt? Selbst wenn das Herz dieses Menschen noch schlägt und das Wasser sofort in den Blutkreislauf absorbiert werden kann, sind die Chancen, diesen Menschen durch das enge »Fenster« von 30 bis 60 Sekunden, in dem ein Überleben möglich ist, zu bringen wesentlich geringer, wenn nur die Mund-zu-Mund-Beatmung durchgeführt wird. Nur wenn die Lunge zuerst entleert wird, wird die erzwungene »Belüftung« durch das Einblasen von Luft in die Lunge sofort wirksam sein.

Ich bin sicher, dass Mund-zu-Mund-Beatmung alleine meinen Bruder Dariush nicht wiederbelebt hätte, nachdem er aufgehört hatte zu atmen und aus Sauerstoffmangel katatonisch wurde. Auch nach 55 Jahren erinnere ich mich immer noch an seinen starren, blau angelaufenen Körper. Wahrscheinlich blieben in diesem Moment nicht mehr als 30 Sekunden für seine Wiederbelebung.

Damals kannte man Mund-zu-Mund-Beatmung noch nicht. Aber weil der umherlaufende Koch Dariush kopfüber auf seinem Rücken trug, wurde durch die Auf- und Abbewegungen des Kochs der Inhalt aus Dariushs Bauch immer wieder gegen sein Zwerchfell gedrückt. Auch bei dieser Form der erzwungenen Atmung wird also das Zwerchfell benutzt, allerdings mit größerer Geschwindigkeit. Diese Methode hatte noch einen weiteren Effekt: Durch die Schwerkraft wurde mehr Blut in Dariushs Herz geleitet, das damit zu seinen normalen Kontraktionen angeregt wurde.

Ich setzte die Mund-zu-Mund-Beatmung bei dem von mir behandelten Mädchen ein, weil dies einfacher war, nachdem erst einmal das Wasser aus ihrer Lunge entfernt war. Diese Methode empfehle ich für Ertrunkene, bei denen noch eine physiologische Überlebenschance besteht.

Nach 55 Jahren frage ich mich immer noch, woher mein Vater genau wusste, was zu tun war. Er muss einen außergewöhnlich gesunden Menschenverstand besessen haben.

Was Sie über Ersticken wissen sollten

Sowohl die Speiseröhre als auch die Luftröhre beginnen am hinteren Ende der Zunge. Wenn wir atmen, ist der Kehldeckel am Ende der Zunge und genau über dem Kehlkopf offen und die Luft kann frei ein und aus strömen. Beim Schlucken drückt die Zunge die zu schluckende Nahrung oder Flüssigkeit nach hinten in Richtung der Speiseröhrenöffnung. Durch den Druck der Zunge nach hinten schließt sich der Kehldeckel, das heißt die Zunge drückt bei dieser Bewegung nach hinten die »Klappe« des Kehlkopfs nach unten und macht das »Loch« wasserdicht. Unter normalen Umständen kann also beim Schlucken nichts in die Luftröhre gelangen. Wir nehmen diese erstaunliche Konstruktion meistens als selbstverständlich hin. Ab und zu wird diese Regel jedoch durch etwas Speichel, Wasser oder Essenskrümel gebrochen, die in die Luftwege gelangen. Ein spontaner Hustenreflex katapultiert diese Substanz aus den Bronchialröhren heraus, wo immer sie auch hingelangt ist. Dies ist die Regel.

Das Außergewöhnliche kann dennoch manchmal geschehen, insbesondere wenn wir zu sprechen oder zu atmen beginnen, während wir ein großes Stück Essen kauen und die Reflexmechanismen des Lufteinziehens (zum Atmen oder Sprechen) und des Schluckens verwechseln. Wenn die Öffnung der Luftröhre weit offen und der Kehldeckel nicht ganz »heruntergeklappt« ist, kann ein Essensbestandteil in die Luftröhre gelangen. Falls wir dann atmen, um damit den Hustenreflex einzuleiten, ziehen wir diesen Fremdkörper noch weiter nach unten. So kann es zum Ersticken kommen.

Jedes Jahr erstickten tausende Menschen auf diese Art, bis ein sehr intelligenter Arzt eine Methode ersann, wie die bereits eingeschlossene Luftreserve in der Lunge genutzt werden kann, um ein Hindernis wieder aus den Luftwegen herauszuzwingen: indem sie unter einen plötzlichen Druck von außen gesetzt wird. Die Methode wurde nach ihm benannt: »Heimlich-Handgriff«. Dieser »Heimlich-Handgriff« wurde auf der ganzen Welt bekannt und hat bereits Tausenden von Menschen das Leben gerettet.

Durch ruckartiges Anziehen der Arme werden die Hände nach oben gezogen, um den Inhalt des Magens gegen das Zwerchfell zu drücken (vgl. *Abbildung 13*). Damit setzen der zusammengedrückte Rippenbogen und das Zwerchfell die Lunge und die darin enthaltene Luft unter einen ausreichend großen Druck, um das Hindernis wie ein Projektil aus der Lunge zu befördern. Ich habe gehört, dass verschluckte Dinge wie Korken aus einer Sektflasche hinausgeschleudert wurden. Egal ob bei Jung oder Alt, die Methode ist die gleiche. Sie sollten sie üben für den Fall, dass Sie sie einmal benötigen.

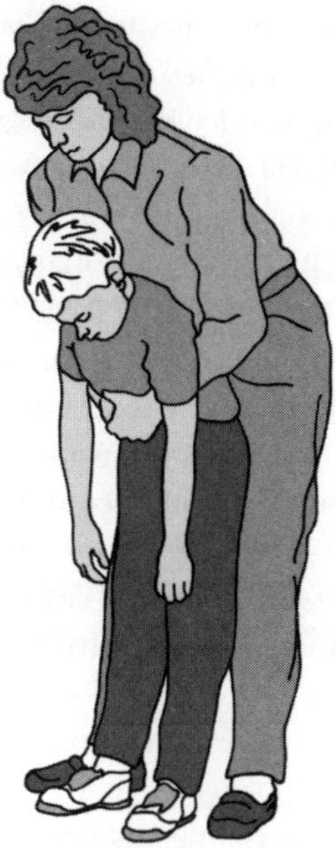

Abbildung 13

Selbsthilfe bei drohendem Ersticken

Was passiert, wenn Sie allein sind und an einem Essensrest zu ersticken drohen und nicht mehr atmen können? Was würden Sie tun? Ich habe mir diese Frage gestellt und sehr lange darüber nachgedacht. Ich habe eine Methode entwickelt, die den gleichen physikalischen Prozess wie die Heimlich-Methode nutzt. Ich habe sie viele Male ausprobiert, um sie spontan zu beherrschen, ohne die Gefahren mit einem eingeklemmten Partikel in meiner Kehle. Ich möchte Ihnen meine »FB-Methode« hier vorstellen:

Erst einmal müssen Sie wissen, dass Sie circa zwei Minuten Zeit haben, sich zu retten. Man muss sich der Tatsache bewusst sein, dass Panik die Sache noch verschlimmert! Leichter gesagt als getan, wenn der Mundsperrreflex voll aktiviert ist. Aber man hat keine Wahl. Der nächste Schritt ist, so aufmerksam zu bleiben, dass man einen weichen Gegenstand findet wie ein kleines Kissen oder einen Mantel, der zu einem ballähnlichen Bündel gewickelt werden kann. Dann kommt der kritische Schritt, den Sie häufig üben müssen, damit sich ein automatischer Reflex entwickelt. Knien Sie sich auf den Boden, rollen Sie das Kissen oder Bündel zusammen und halten Sie es vor den Bauch, wobei die Hände fest geschlossen sind und die Arme angewinkelt am Körper liegen. Dann beugen Sie mit Kraft den oberen Teil des Körpers in Richtung der Oberschenkel (wie Muslime beim Beten), wobei Sie die Arme kraftvoll nach hinten ziehen, um das Kissen mit Gewalt in den Bauch zu drücken. Dadurch wird ausreichend Druck auf Zwerchfell und Brustwand ausgeübt, um die Luft aus der Lunge zu pressen, und man hat eine gute Chance, das Hindernis aus der Luftröhre und den Bronchien herauszuschleudern.

Üben Sie diese Methode zuerst einige Male vorsichtig und ohne Gewalt, damit Sie sich nicht verletzen. Sie können sich selbst Schaden zufügen, wenn Sie mit vollem Magen üben oder Herzprobleme haben. Am besten üben Sie langsam und sanft, bis Sie den Ablauf verinnerlicht haben. Atmen Sie aus, während Sie sich zu ihren Oberschenkeln hinabbeugen. Lassen Sie die Luft frei hinausfließen. Wenn Sie die Methode richtig ausführen, werden Sie spüren, wie der Luftstrom aus Ihrem Mund herausdrängt, während Sie Ihren Körper zu den Oberschenkeln hinabbeugen (mit Händen und Kissen dazwischen). Wenn Sie den geringsten Verdacht haben, dass Sie sich verletzen könnten, drücken Sie das Kissen beim Üben zunächst nicht in Ihren Bauch.

8
Ernährung bei Asthma, Allergien und Lupus

Chronischer Wassermangel erzeugt viele Symptome und mit der Zeit degenerative Krankheiten. Die Auswirkungen auf die Physiologie sind bei allen bisher behandelten, durch Dehydration verursachten Problemen ähnlich. Jeder Mensch zeigt andere Frühsymptome von Wassermangel, aber bei dauerhafter Austrocknung, die durch Verschreiben von Medikamenten übergangen wurde, treten nach und nach auch die anderen Symptome auf und früher oder später leidet dieser Mensch unter verschiedenen »Krankheiten«. Der Fall von Andrew Bauman verdeutlichte dies besonders gut. Wir Mediziner haben diese Erkrankungen entweder als spezifische Krankheiten benannt oder in verschiedene »Syndrome« gruppiert. In den letzten Jahre gingen wir dazu über, auch einige Syndrome zu gruppieren – mit Hilfe entsprechender Bluttests – und nannten sie Autoimmunerkrankungen wie Lupus, Multiple Sklerose, Muskeldystrophie, insulinabhängiger Diabetes usw.

Medizinische Forschungen wurden bisher unter dem Vorzeichen durchgeführt, dass viele Beschwerden – die ich für Stadien der Dehydration oder ihrer Komplikationen halte – Krankheiten »unbekannter Ursache« seien. Angesichts der gegenwärtig vorherrschenden Sichtweise in Bezug auf Gesundheitsprobleme kann man eigentlich nicht von »Heilung« sprechen. Bestenfalls kann ein Problem »behandelt« werden und man kann darauf hoffen, dass es »in Remission« geht (das heißt, dass die Krankheitserscheinungen nachlassen).

Aus meiner Sicht sind die meisten schmerzhaften degenerativen Krankheiten Stadien lokaler oder regionaler Wasserknappheit – mit unterschiedlichen Mustern. Daraus folgt natürlich, dass, sobald der Wassermangel behoben ist, das Problem auch geheilt ist – wenn der Schaden durch Dehydration nicht bereits zu groß war. Ich glaube auch, dass zur Beurteilung von Störungen aufgrund eines Mangels – von denen Wassermangel eine ist – nicht die gleichen Forschungsverfahren angewandt werden müssen wie bei Forschungen zu chemischen Produkten. Identifizieren des Mangels und Ausgleichen dessen, was fehlt, ist alles, was getan werden muss.

Damit ist klar, dass die Behandlung aller durch Wassermangel verursachten Beschwerden immer die gleiche ist – ein einziges Behandlungsmuster für unzählige Beschwerden. Ist das nicht großartig? Ein einziges »Rezept« löst so viele Probleme und vermeidet teure und unnötige Eingriffe in den Körper.

Der erste Schritt in diesem Behandlungsprogramm ist es, die tägliche Wasseraufnahme deutlich und auf ein bestimmtes, festgelegtes Maß anzuheben. Chronische Dehydration verursacht auch einen übermäßig hohen Abbau bestimmter Elemente, die in den Körperreserven ausreichend gespeichert sein sollten. Natürlich umfasst eine optimale Behandlung auch die Korrektur der durch Wassermangel bedingten Stoffwechselstörungen. Kurz, die Behandlung von durch Dehydration verursachten Krankheiten schließt auch die Korrektur der sekundären, nachfolgenden Mangelerscheinungen ein, die durch Wassermangel in einigen Körpergeweben verursacht wurden.

Eine Veränderung des Lebensstils ist für die Korrektur jeder durch Dehydration erzeugten Erkrankung lebenswichtig. Das Programm der »Wasserkur« lässt sich ganz einfach zusammenfassen: ausreichende Wasser- und Salzaufnahme; regelmäßige körperliche Betätigung; ausgewogene, mineralstoffreiche Ernährung mit viel Obst und Gemüse und den essentiellen Fettsäuren, die für Zellmembranen, Hormone und Nervenisolierung benötigt werden; Verzicht auf Koffein und Alkohol; Meditation zur Auflösung und »Entgiftung« stressiger Gedanken; Verzicht auf künstliche Süßstoffe.

Man sollte auch daran denken, dass die Art der Dehydration, die sich durch Kurzatmigkeit bemerkbar macht und von der man weiß, dass sie viele Tausende jährlich das Leben kostet – Asthma – auch andere »Narben« im Inneren des Körpers hinterlässt. Aus diesem Grund ist Asthma in der Kindheit eine außerordentlich zerstörerische Krankheit, die ihre Spuren im Kind zurücklässt und es später im Leben für viele verschiedene Gesundheitsprobleme anfällig macht – wie im Fall von Andrew Bauman, von dem bereits berichtet wurde. Meine Auffassung von den schwer wiegenden schädlichen Auswirkungen der Dehydration in der Kindheit ist der Grund dafür, dass ich mich stark auf die Ausrottung von Asthma bei Kindern konzentriert habe.

Der erste Nährstoff, den der Körper benötigt, ist Wasser. Wasser ist ein *Nährstoff!* Es erzeugt Energie. Wasser löst Mineralien, Proteine, Stärke und andere wasserlöslichen Bestandteile und transportiert sie – wie das Blut – durch den Körper, damit sie verteilt werden. Stellen Sie sich das Blut einmal als Meerwasser vor, das verschiedene Fischarten enthält – rote Blutkörperchen, weiße Blutkörperchen, Blutplättchen, Proteine und Enzyme –, die ihrem Ziel entgegenschwimmen. Das Blutserum hat fast die gleiche Mineralienzusammensetzung wie Meerwasser.

Der menschliche Körper benötigt ständig Wasser. Er verliert Wasser durch die Lungen, wenn wir ausatmen. Er verliert Wasser beim Schwitzen, bei der Urinausscheidung und beim täglichen Stuhlgang. Ein guter Gradmesser für den Wasserbedarf des Körpers ist der Urin. Bei ausreichender Wasserversorgung ist der Urin farblos – einmal abgesehen von der Farbe von Vitaminen oder von Farbzusätzen in der Nahrung. Bei leichter Dehydration ist der Urin gelb, bei starker Dehydration orangefarben.

Der Körper benötigt täglich ungefähr zwei Liter Wasser und etwas Salz, um seine natürlichen Verluste durch Urin, Atmung und Schwitzen auszugleichen (siehe *Abbildung 14* auf Seite 126). Wird weniger Wasser aufgenommen, so werden die Nieren stark belastet. Sie müssen härter arbeiten, um den Urin zu konzentrieren und möglichst viele giftige Abfallprodukte in möglichst wenig Wasser auszuscheiden. Dieser Prozess bedeutet Schwerstarbeit für die Nieren. Und dies ist der Grund, warum so viele Menschen in den letzten Jahren ihres drastisch verkürzten Lebens ohne Dialyse nicht mehr auskommen.

Eine Faustregel, auch für Menschen mit Übergewicht, lautet: Täglich gut 30 ml Wasser pro Kilogramm Körpergewicht trinken! Bei 90 kg Körpergewicht benötigt man somit 2,7 Liter Wasser.

Man sollte immer Wasser trinken, wenn man durstig ist, auch während einer Mahlzeit. Wassertrinken beim Essen beeinflusst den Verdauungsprozess nur unwesentlich, aber Wassermangel beim Essen beeinflusst ihn sehr drastisch.

Man sollte morgens nach dem Aufstehen als Erstes mindestens zwei Gläser Wasser trinken, um den Wasserverlust auszugleichen, der während des Schlafens stattgefunden hat.

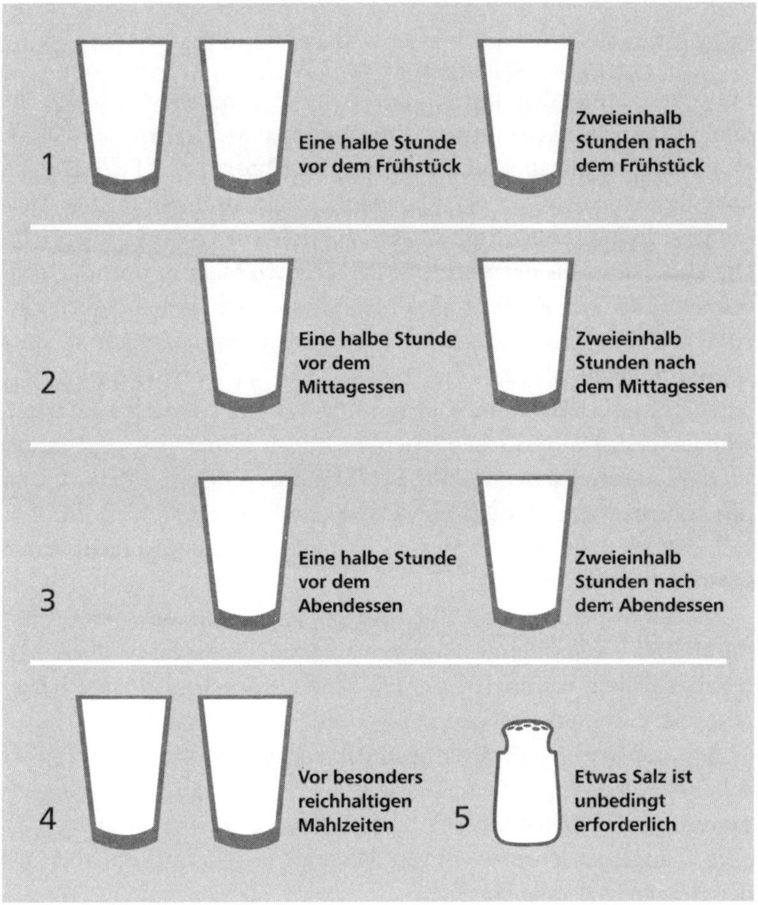

Abbildung 14: **Empfehlungen zum Wassertrinken, über den Tag verteilt.** Wasser sollte eher vor dem Essen getrunken werden, also etwa so: eine halbe Stunde vor dem Frühstück zwei Gläser (je ca. 250 ml), zweieinhalb Stunden nach dem Frühstück ein Glas (1), eine halbe Stunde vor dem Mittagessen ein Glas, zweieinhalb Stunden nach dem Mittagessen ein Glas (2), eine halbe Stunde vor dem Abendessen ein Glas, zweieinhalb Stunden nach dem Abendessen ein Glas (3); vor besonders reichhaltigen Mahlzeiten: zwei Gläser (4). Etwas Salz ist unbedingt erforderlich (5).

Mineralien

Bestimmte Mineralien müssen den »sauren« Magen durchlaufen, ehe sie von der Darmschleimhaut aufgenommen werden können: Zink, Magnesium, Mangan, Selen, Eisen, Kupfer, Chrom und Molybdän. Ich habe diese Elemente in der Reihenfolge aufgelistet, die meiner Meinung nach ihrer Bedeutung für den menschlichen Körper entspricht. Die Mineralien, die der Körper in den größten Mengen benötigt, sind Natrium, Kalium, Kalzium und Magnesium. Die einmal täglich einzunehmenden Vitamin- und Mineralergänzungspräparate sind heute so zusammengestellt, dass der tägliche Bedarf an lebenswichtigen Mineralien – außer Natrium, Kalzium und Kalium – in diesen Tabletten enthalten ist. Die restlichen lebenswichtigen Mineralien sind in der Vielzahl unserer Nahrungsmittel vollständig enthalten. Vitamin- und Mineralienzusätze werden nur zur »Sicherheit« empfohlen, für den Fall, dass die tägliche Nahrung nicht hochwertig ist und nicht genug Obst und Gemüse enthält.

Giftige Mineralien sind Quecksilber, Blei, Aluminium, Arsen, Cadmium und – *falls in großen Mengen eingenommen* – Eisen. Diese Mineralien sollten vermieden werden – sie werden vom Körper besser absorbiert, wenn der Magen weniger sauer als normal ist.

Mit zunehmendem Alter produzieren manche Menschen immer weniger Magensäure. Dieser Zustand wird als Achlorhydrie (Magensäuremangel) bezeichnet. Bei dieser Erkrankung kann es auch zu einem Mangel an lebenswichtigen Mineralien und zu Problemen bei der Fleischverdauung kommen.

In anderen Kulturen wird zur Vorbeugung sauer eingelegtes Gemüse zu den Mahlzeiten gereicht. Die Verwendung von Essig in Salaten hat eine ähnliche Wirkung, wenn die Salatsoße sauer genug ist. Enthält die Mahlzeit viel Fleisch, wird auch viel Magensäure produziert, um das Fleisch in kleine, verdaubare Partikel zu spalten, die dann weiter auf die Größe ihrer Aminosäurebestandteile reduziert werden, ehe sie in den Darm gelangen und absorbiert werden. Bei Verdauungsproblemen sollte man es sich zur Gewohnheit machen, etwas Zitrone oder sauer eingelegtes Gemüse zur Mahlzeit zu essen.

Salz

Ein uraltes Heilmittel

Salz ist eine lebenswichtige Substanz für das Überleben aller Geschöpfe, besonders des Menschen. Dies gilt in besonderem Maße für Menschen mit Asthma, Allergien und Autoimmunerkrankungen.

Salz ist ein »Medikament«, das von Heilkundigen zu allen Zeiten verwendet wurde. In bestimmten Kulturen wird Salz mit Gold aufgewogen. In Wüstenländern wissen die Menschen, dass die Salzaufnahme ihre Versicherung für das Überleben ist. Für diese Menschen sind Salzminen das Gleiche wie Goldminen. Die Bedeutung von Salz wird auch in der Bibel betont.

Nachdem Salz jahrelang verteufelt wurde, wird seine Bedeutung als Nahrungsergänzung jetzt allmählich wieder erkannt und anerkannt. Ich war einer der Ersten, die diesen Wandel mit in Gang brachten.

Wasser, Salz und Kalium regulieren gemeinsam den Wasserhaushalt des Körpers. Wasser reguliert den Wassergehalt im Inneren der Zelle, indem es sich seinen Weg in alle erreichbaren Zellen bahnt. Es muss dorthin gelangen, um die giftigen Abfallstoffe des Zellstoffwechsels hinauszuschwemmen. Sobald Wasser in die Zellen gelangt, wird es vom Kalium in den Zellen »festgehalten« – und zwar in dem Maße, in dem Kalium in den Zellen verfügbar ist. Selbst im Pflanzenreich ist es das Kalium in den Früchten, das ihnen die Festigkeit gibt – durch Binden des Wassers im Inneren der Frucht. Unsere tägliche Nahrung enthält viel Kalium aus den natürlichen Quellen (Obst und Gemüse), jedoch kein Salz. Deshalb müssen wir unserer täglichen Nahrung Salz hinzufügen.

Salz entzieht den Zellen etwas Wasser und sorgt dafür, dass auch außerhalb der Zellen ein Wasserausgleich stattfindet (osmotische Retention von Wasser durch Salz).

Grundsätzlich gibt es sozusagen zwei »Ozeane« von Wasser im Körper: einen »Ozean« *innerhalb* der Zellen und einen *außerhalb* der Zellen. Gute Gesundheit ist von dem äußerst empfindlichen Gleichgewicht zwischen den Wassermengen dieser beiden Ozeane abhängig. Dieses Gleichgewicht wird durch die regelmäßige Aufnahme von

Wasser, kaliumreichem Obst und Gemüse, das auch den Vitaminbedarf des Körpers deckt, und Salz erreicht. Unraffiniertes Meersalz, das auch einige der anderen vom Körper benötigten Mineralien enthält, ist vorzuziehen.

Ist kein Wasser verfügbar, das ungehindert in die Zellen gelangen kann (um den Wasserbedarf im Inneren ständig auszugleichen), so wird es aus dem äußeren, salzigen Ozean gefiltert und in die Zellen eingespritzt, die trotz ihres Wassermangels überlastet werden. Diese sekundäre und im Notfall eingesetzte Methode, wichtige Zellen mit »Wasserinjektionen« zu versorgen, ist der Grund dafür, dass bei schwerer Dehydration Ödeme entstehen und Wasser zurückgehalten wird. Unser Körper ist so konstruiert, dass sich der Wasserozean außerhalb der Zellen ausdehnt, um das zusätzlich benötigte Wasser für die Filtration und Notfalleinspritzung in lebenswichtige Zellen verfügbar zu halten. Das Gehirn befiehlt eine stärkere Salz- und Wasserretention durch die Nieren. Diese Anweisung des Gehirns ist der Grund für die Ödeme, die entstehen, wenn wir nicht genug Wasser trinken.

Wenn der Wassermangel im Körper ein noch kritischeres Stadium erreicht und die Wasserlieferung durch Einspritzung zur Hauptversorgung bei immer mehr Zellen wird, wird eine Erhöhung des »Injektionsdrucks« erforderlich. Die signifikante Erhöhung des Drucks, der zur Einspritzung von Wasser in die Zellen benötigt wird, ist jetzt messbar und wird als »Bluthochdruck« bezeichnet.

Anfangs ist der Prozess der Wasserfiltration und Lieferung in die Zellen nachts, bei liegendem Körper effizienter. Das angesammelte Wasser, das sich während des Tages hauptsächlich in den Beinen abgelagert hat, muss bei liegendem Körper nicht mehr gegen die Schwerkraft kämpfen, um in den Blutkreislauf zu gelangen. Verlässt man sich zu lange auf diesen Prozess der Notfallbewässerung einiger Zellen, so werden die Lungen nachts allmählich voll Wasser gesogen und das Atmen wird schwierig. Man benötigt mehr Kissen und muss zum Schlafen aufrecht im Bett sitzen. Diese Krankheit wird als »Herzasthma« bezeichnet und ist eine Folge der Dehydration. Jedoch dürfen Sie bei dieser Erkrankung Ihr Körpersystem nicht überlasten, indem sie anfangs zu viel Wasser trinken. Die Wasseraufnahme muss langsam und mit Pausen gesteigert werden, bis die Urinproduktion im gleichen Maße zunimmt wie die Menge des getrunkenen Wassers.

Wenn wir genug Wasser trinken und klaren Urin ausscheiden, scheiden wir auch eine Menge Salz mit aus, das im Körper zurückgehalten wurde. So können wir Ödemflüssigkeit aus dem Körper ausscheiden: mehr Wasser trinken. Keine Diuretika, sondern mehr Wasser! Wasser ist das beste natürliche Diuretikum, das es gibt.

Wenn man unter einem ausgedehnten Ödem und einem unregelmäßigen oder stark beschleunigten Herzschlag (bei geringsten Anstrengungen) leidet, muss die Wassermenge ganz langsam und mit Pausen gesteigert werden. Auf gar keinen Fall sollte man auf Wasser verzichten. Die Salzaufnahme sollte für zwei bis drei Tage eingeschränkt werden, *da der Körper noch zu viel Salz zurückhält.* Sobald das Ödem beseitigt ist, sollte Salz dem Körper *nicht* länger vorenthalten werden.

Verborgene Wunderwirkungen von Salz

Salz hat viele andere Aufgaben als nur die Regulierung des Wassergehalts im Körper. Hier einige seiner zusätzlichen wichtigen Funktionen:

- Salz ist ein starkes natürliches Antihistamin. Es kann zur Linderung von Asthma eingesetzt werden, indem man zuerst ein bis zwei Gläser Wasser trinkt und dann Salz auf die Zunge gibt. Es ist so wirksam wie ein Inhalator, aber ohne dessen schädliche Nebenwirkungen. Sie sollten ein bis zwei Gläser Wasser trinken, ehe Sie Salz auf die Zunge geben.
- Salz ist ein starkes »Anti-Stress-Mittel« für den Körper.
- Salz ist wichtig, um überschüssige Säure aus den Zellen zu ziehen, insbesondere aus den Gehirnzellen. Wenn Sie nicht unter der Alzheimer-Krankheit leiden wollen, verzichten Sie keinesfalls auf Salz und lassen Sie nicht zu, dass man Ihnen über längere Zeit Diuretika verordnet!
- Die Nieren benötigen dringend Salz, um Übersäuerung abzubauen und mit dem Urin auszuscheiden. Ohne ausreichend Salz im Körper wird Ihr Körper immer saurer.
- Salz ist entscheidend für die Behandlung von emotionalen und Affektstörungen. Lithium ist ein Salzersatz, der zur Behandlung von

Depression eingesetzt wird. Um Depressionen vorzubeugen, sollten Sie Salz zu sich nehmen.

- Salz ist für die Beibehaltung der Serotonin- und Melatoninspiegel im Gehirn unbedingt erforderlich. Wenn Wasser und Salz ihre natürliche Aufgabe als oxidationshemmende Stoffe verrichten und den giftigen Abfall aus dem Körper entfernen, müssen essentielle Aminosäuren wie Tryptophan und Tyrosin nicht für diesen Zweck geopfert werden. In einem gut mit Wasser versorgten Körper kann Tryptophan in das Gehirngewebe gelangen, wo es zur Herstellung von Serotonin, Melatonin und Tryptamin eingesetzt wird – Neurotransmitter, die entscheidend gegen Depression wirken.
- Salz ist meiner Meinung nach entscheidend für die *Prävention und Behandlung von Krebs.* Krebszellen werden durch Sauerstoff abgetötet; sie sind anaerobe »Organismen«. Sie müssen in einer Umgebung mit wenig Sauerstoff leben. Wenn der Körper gut mit Wasser versorgt ist und das Salz die Menge des zirkulierenden Blutes so weit erhöht, dass alle Teile des Körpers erreicht werden, gelangen auch Sauerstoff und die aktiven und »motivierten« Immunzellen im Blut in das kanzeröse Gewebe und zerstören es. Wie ich im Abschnitt über Lupus erklärte, unterdrückt Dehydration – Salz- und Wassermangel – das Immunsystem und die Aktivität der krankheitsbekämpfenden Zellen im Körper.
- Salz ist unbedingt erforderlich, um Muskeltonus und -kraft zu erhalten. Die mangelnde Blasenkontrolle bei Menschen, die unter einem unwillkürlichen Harnabgang leiden, könnte eine Folge zu niedriger Salzaufnahme sein.

Der im Folgenden abgedruckte Brief von Dottlee Reid spricht Bände. Er zeigt, wie Salzaufnahme ihr half, ihr ständiges Problem des unwillkürlichen Harnabgangs zu lösen. Ich habe mich entschieden, diesen Brief hier abzudrucken, um älteren Lesern mitzuteilen, dass angemessene Salzaufnahme sie möglicherweise vor dem beschämenden Gefühl bewahren kann, ständig nasse Einlagen zu haben.

* * *

Vor einiger Zeit, am 29. 06. 99, musste ich einmal von meiner Arbeit nach Hause gehen, weil die Schmerzen in meinem Knie unerträglich wurden. (Eine alte Wunde, die vor Jahren durch einen Chiropraktiker verursacht wurde und sich wieder bemerkbar machte.) Ich blieb die meiste Zeit im Bett, weil es zu schmerzhaft war, wenn ich zu gehen versuchte.

Gott sei Dank erhielt ich Ihr Buch (»Wasser – die gesunde Lösung«). Am 03. 07. beschloss ich einen Versuch zu wagen und um den Block spazieren zu gehen. Ich schaffte es und am nächsten Tag lief ich die sechs Blocks bis zur Kirche. Am 05. 07. konnte ich eine siebenstündige Autofahrt machen und musste nur zweimal anhalten, um auf die Toilette zu gehen. Ich habe eine sehr schwache Blase und hatte sogar Ersatzkleidung mitgenommen, weil ich mir sicher war, dass ich sie brauchen würde. Ich kam an und hatte nicht einen Tropfen in meiner Kleidung, und zum ersten Mal in meinem Leben war ich nicht müde und ging sogar noch spazieren, ehe ich mich schlafen legte.

Ich war sehr dünn und war sehr stark eingeschränkt bei dem, was ich essen konnte. Plötzlich kann ich Sachen essen, die ich jahrelang nicht zu mir nehmen konnte – Pfirsiche, Wassermelonen, Tomaten, Ananas und sogar Süßigkeiten. Und ich bemerkte keinerlei nachteilige Wirkungen davon.

Ich hatte seit Jahren nichts anderes als Wasser getrunken, aber ich hatte mir Salz strikt abgewöhnt. Ein schlimmer Fehler! Meine Muskeln und viele Teile meines Körpers schrieen regelrecht.

Ich habe immer noch Probleme, die zu lösen sind, aber ich lerne gerade, auf meinen Körper zu hören, und hoffe, dass ich eines Tages überhaupt keine Probleme mehr mit Blähungen, Verdauung, Kreislauf und Allergien habe. Ich kann ehrlich sagen, dass ich mich die meiste Zeit besser fühle als seit Jahren und ich kann Ihnen nicht genug für Ihre Hilfe danken.

Dottlee Reid

* * *

- Salz ist äußerst wirkungsvoll zur Stabilisierung eines unregelmäßigen Herzschlags und im Gegensatz zu der Fehleinschätzung, dass es hohen Blutdruck verursache, ist es tatsächlich wesentlich für die Regulierung des Blutdrucks – zusammen mit Wasser. Natürlich ist das *Verhältnis* von Wasser und Salz von entscheidender Bedeutung. Eine salzarme Ernährung mit hoher Wasseraufnahme wird bei manchen Menschen erst für die Erhöhung des Blutdrucks sorgen. *Als sekundäre Komplikation kann sie auch eine asthmaähnliche Kurzatmigkeit verursachen.*

  Die Logik ist einfach. Wenn Sie Wasser trinken und kein Salz zu sich nehmen, bleibt das Wasser nicht ausreichend im Blutkreislauf, um alle Blutgefäße vollständig zu füllen. Bei einigen verursacht dies Ohnmachtsanfälle und bei anderen eine Verengung der Arterien (und mit der Zeit eine Konstriktion der Bronchiolen in der Lunge) bis zu dem Punkt, an dem eine Erhöhung des Blutdrucks, kompliziert durch Kurzatmigkeit, festgestellt wird. Ein oder zwei Gläser Wasser und etwas Salz – ein wenig davon auf die Zunge – werden schnell und wirkungsvoll ein rasendes und »pochendes« Herz beruhigen sowie *auf lange Sicht* den Blutdruck senken und die Kurzatmigkeit heilen.
- Salz ist für die Schlafregulierung erforderlich. Es ist ein natürliches Schlafmittel. Wenn Sie ein ganzes Glas Wasser trinken, dann ein paar Körner Salz auf ihre Zunge geben und dort belassen, fallen Sie in einen natürlichen, tiefen Schlaf. Nehmen Sie nur dann Salz auf Ihre Zunge, wenn Sie auch Wasser trinken. Bei wiederholtem Genuss von Salz allein kann es zu Nasenbluten kommen, solche Fälle hat es schon gegeben.
- Salz ist unbedingt zur Behandlung von Diabetes erforderlich. Es hilft dabei, den Blutzuckerspiegel im Gleichgewicht zu halten, und reduziert den Insulinbedarf bei jenen Diabetes-Patienten, die diese Substanz spritzen müssen, um ihren Blutzuckerspiegel zu regulieren. Wasser und Salz reduzieren das Ausmaß der Sekundärschäden bei Diabetes.
- Salz ist für die Erzeugung hydroelektrischer Energie in allen Körperzellen grundlegend. Die Zellen nutzen es für die lokale Stromerzeugung an den Stellen mit Energiebedarf.

- Salz ist auch für die Informationsverarbeitung in den Nervenzellen unbedingt erforderlich, und zwar während der ganzen Zeit, in der die Gehirnzellen arbeiten – vom Moment der Empfängnis bis zum Tod.
- Salz ist für die Absorption von Nahrungsbestandteilen durch den Darm notwendig.
- Salz ist lebensnotwendig für die Reinigung der Lungen von Schleimpfropfen und klebrigen Schleimabsonderungen, insbesondere bei Asthma, Emphysem und Mukoviszidose.
- Salz auf der Zunge stoppt anhaltend trockenen Reizhusten.
- Salz ist für das Lösen von Katarrhen und Stauungen der Nebenhöhlen erforderlich.
- Salz wird zur Prävention von Gicht und Gichtarthritis benötigt.
- Salz ist wichtig zur Verhinderung von Muskelkrämpfen.
- Salz wird benötigt, um übermäßige Speichelproduktion zu verhindern, die so weit geht, dass der Speichel während des Schlafs aus dem Mund rinnt. Wenn man ständig Speichel abwischen muss, deutet dies auf einen Salzmangel hin.
- Osteoporose ist größtenteils das Ergebnis von Salz- und Wassermangel im Körper.
- Salz wird zur Festigung der Knochenstruktur benötigt.
- Salz unterstützt das Bemühen, Selbstvertrauen und ein positives Selbstbild aufzubauen – indem es für einen ausgewogenen Serotonin- und Melatoninspiegel sorgt, der sich auch in der Persönlichkeit zeigt.
- Salz ist für den Erhalt des Geschlechtstriebs wichtig.
- Salz wird benötigt, um ein Doppelkinn zu verkleinern. Wenn der Körper unter Salzmangel leidet, bedeutet dies, dass der Körper unter Wassermangel leidet. Die Speicheldrüsen stellen den Salzmangel fest und müssen mehr Speichel produzieren, um für eine ausreichende Befeuchtung der Nahrung beim Kauen und Schlucken zu sorgen und dem Magen ausreichend Wasser zum Aufspalten der Nahrung zu liefern. Die Blutzirkulation in die Speicheldrüsen nimmt zu und die Blutgefäße werden »undicht«, um die Drüsen zur Speichelproduktion mit mehr Wasser zu versorgen. Diese »Undichtigkeit« verbreitet sich in Bereiche über den Drüsen selbst, so

dass sich eine stärkere Ansammlung unter der Haut des Kinns, der Wangen und des Halses ausbildet.

- Salz trägt entscheidend zur Verhütung von Krampfadern und Besenreiser in den Beinen bei.
- Meersalz enthält circa 80 Mineralien, die der Körper benötigt. Einige dieser Elemente werden nur in kleinsten Mengen benötigt (Spurenelemente). Unraffiniertes Meersalz ist die beste Wahl unter den bekannten Salzsorten. Das in den meisten Supermärkten erhältliche gewöhnliche Tafelsalz enthält keine Spurenelemente mehr, aber stattdessen Zusätze wie Aluminiumsilikat, die es trocken und streufähig halten sollen. Aluminium ist ein sehr giftiges Element für unser Nervensystem. Es besteht der Verdacht, dass es eine der wichtigsten Ursachen für die Alzheimer-Krankheit sein könnte.
- So gut wie Salz für den Körper bei Asthma ist, so schlecht ist übermäßiges Kalium für ihn. Zu viel Orangensaft, zu viele Bananen oder irgendwelche »Sport-Drinks«, die zu viel Kalium enthalten, können einen Asthmaanfall herbeiführen, insbesondere wenn man vor dem Sport eine zu große Menge dieser Getränke oder an Bananen zu sich nimmt. So kann ein sportinduzierter Asthmaanfall ausgelöst werden. Man kann solche Anfälle vermeiden, da die Einnahme von ein wenig Salz vor dem Sport die Lungenkapazität für den Luftaustausch erhöht. Übermäßiges Schwitzen wird ebenfalls reduziert.

Es ist sehr gut, dem Orangensaft etwas Salz beizufügen, um die Wirkungen von Natrium und Kalium auszugleichen. Das ist wichtig, damit das empfindliche Wassergleichgewicht innerhalb und außerhalb der Zellen aufrechterhalten wird. In einigen Kulturen fügt man Melonen und anderen Früchten etwas Salz bei, um ihre Süße zu betonen. In der Tat enthalten diese Früchte hauptsächlich Kalium. Durch Zugabe von Salz vor dem Essen kommt es zu einem Gleichgewicht zwischen Natrium und Kalium. Dies sollte man auch bei anderen Säften beachten.

Eines Tages erhielt ich einen Anruf von einem meiner Leser, der mir erzählte, wie er unbedacht seinem Sohn Schaden zugefügt hatte. Da er wusste, dass Orangensaft sehr viel Vitamin C enthält, zwang er seinen Sohn mehrere Gläser täglich zu trinken. Mit der Zeit bekam der

Junge Atemprobleme und erlitt einige Asthmaanfälle, bis er aufs College ging und damit außerhalb des Einflussbereichs seines Vaters war. Der Sohn hatte kein Asthma mehr und seine Atmung normalisierte sich. Der Vater sagte mir, dass er sich bei seinem Sohn entschuldigt habe, weil er ihm das Leben so schwer gemacht hatte, als er noch kleiner war. Je mehr der Junge gegen den Orangensaft rebelliert hatte, desto mehr hatte der Vater darauf bestanden, dass er ihn trinken müsse, weil er davon überzeugt war, dass eine große Menge sehr gut für das Kind wäre.

Faustregel

Sie benötigen circa 3 Gramm Salz – einen halben Teelöffel – pro 10 Gläser Wasser oder einen Viertel Teelöffel pro Liter Wasser. Sie sollten den ganzen Tag über Salz zu sich nehmen. Wenn Sie Sport treiben und schwitzen, benötigen Sie mehr Salz. In heißem Klima benötigen Sie sogar noch mehr. (Gemeint ist hier unraffiniertes Meesalz).

Warnung

Sie dürfen es mit dem Salz nicht übertreiben! Sie müssen das Verhältnis zwischen Salz- und Wasserbedarf des Körpers beachten. Sie müssen immer sicherstellen, dass Sie genug Wasser trinken, um das überschüssige Salz aus dem Körper zu schwemmen. **Wenn Sie plötzlich an einem Tag zunehmen, haben Sie zu viel Salz gegessen.** Essen Sie einen Tag lang kein Salz und trinken Sie viel Wasser, um die Urinmenge zu erhöhen und die Schwellung abzubauen.

Wenn Sie unter Herz- oder Niereninsuffizienz (Dialyse erforderlich) leiden, müssen Sie erst mit Ihrem Arzt sprechen, ehe Sie die Salzzufuhr erhöhen.

Wenn Sie damit beginnen, nach meinen Vorgaben Wasser zu trinken, können Sie zusätzlichen Nutzen daraus ziehen, wenn Sie eine Vitamintablette mit der empfohlenen Tagesdosis zu sich zu nehmen, insbesondere wenn Sie keinen Sport treiben oder nicht ausreichend Obst und Gemüse essen. Fleisch und Fisch sind gute Selen- und Zinklieferanten. Wenn Sie unter Stress stehen, könnten Sie vorübergehend Ihre Nahrung auch durch etwas Vitamin B_6 und Zink ergänzen, zusätzlich zu dem in der Vitamintablette bereits enthaltenen.

Wenn Sie an Herpes (Herpes-simplex-Virus an den Lippen oder gar im Auge) oder an Genitalherpes leiden, sollten Sie besonders auf zusätzliche Einnahme von Zink und Vitamin B_6 achten. *Herpes kann durch Zinkmangel und damit verbundene Komplikationen verursacht werden.*

Wenn Sie ausschließlich reines Meersalz verwenden, müssen Sie auf eine ausreichende Jodaufnahme achten, um Problemen mit der Schilddrüse vorzubeugen. Sie können dies beispielsweise durch zusätzliche Gaben von Kelp erreichen. Bitte sprechen Sie Ihren Arzt auf diese Problematik an!

Eiweiß (Proteine)

Experten sind der Meinung, dass der Körper täglich ein Minimum von 1,1 bis 1,4 Gramm hochwertiges Protein pro Kilogramm Körpergewicht benötigt. Bei 90 Kilogramm Körpergewicht benötigt man damit 120 Gramm Eiweiß pro Tag, um die Muskelmasse zu erhalten. Bei dieser Proteinaufnahme bewahrt der Körper seine normale Zusammensetzung der Proteinreserven und muss diese nicht aufspalten und einige der Aminosäurereserven aufbrauchen.

Kinder benötigen mindestens ein knappes Gramm Protein pro halbem Kilogramm Körpergewicht.

In Industriegesellschaften, in denen im Interesse größerer Produktivität höhere Anforderungen an die physische Arbeitskraft gestellt werden und in denen kein Nahrungsmangel herrscht, beträgt die empfohlene regelmäßige Proteinzufuhr circa 280 Gramm täglich. Je stärker Sie sich körperlich betätigen, desto eiweißreicher muss die Nahrung sein. Das zusätzliche Protein wird für die Gewebereparatur und die Herstellung von Enzymen und Neurotransmittern benötigt. Eiweißreiche Diäten sind heute im Rahmen von Programmen zur Gewichtsabnahme sehr in Mode.

Hochwertiges Protein ist zum Beispiel in Eiern enthalten, in Milch- und Milchprodukten sowie in Hülsenfrüchten (wie Linsen, die zu 24 Prozent aus hochwertigem Protein bestehen), in Mungobohnen, Saubohnen, Sojabohnen und Tofu (Extrakt aus Sojabohnen). Auch

Gemüse (Spinat besteht zu 13 Prozent aus Proteinen) sowie frisches Putenfleisch, Geflügel, Kalbs-, Rind- und Schweinefleisch sowie Fisch enthalten hochwertiges Eiweiß. Ich benutze das Wort »frisch«, da Fleisch verschiedene Enzyme enthält, die schnell einige der essentiellen Aminosäuren in seinen Proteinen zerstören. Ein längerer Kontakt mit Sauerstoff zerstört ebenfalls einige der essentiellen Aminosäuren in Fleischproteinen. Die guten Fette im Fleisch werden ranzig und für den Körper unbrauchbar. Deshalb müssen in manchen Kulturen, zum Beispiel bei Chinesen, Juden und Muslimen, Fleisch und Fisch von einem frisch getöteten Tier stammen.

Nehmen Sie nicht einzelne Aminosäuren als Nahrungsergänzungen zu sich. In bestimmter Konzentration haben einige von ihnen nachteilige Auswirkungen auf das Mineralien- und Vitamingleichgewicht im Körper. Aminosäuren sind im Körper wirkungsvoller, wenn sie in den richtigen Proportionen vorhanden sind.

Eier

Eier sind ein vollwertiges Nahrungsmittel. Ein durchschnittliches Ei wiegt 50 Gramm und hat einen Energiewert von 80 Kalorien. Das Eiweiß wiegt circa 33 Gramm und das Eigelb circa 17 Gramm. Eier enthalten circa 6 Gramm hochwertigstes Protein, keine Kohlenhydrate und keine Faserstoffe. Das Protein von Eiern besteht aus einem ausgewogenen Spektrum an Aminosäuren. Eier sind reich an Vitaminen, beispielsweise Biotin, und Mineralien wie Mangan, Selen, Phosphor und Kupfer. Das Eigelb ist eine gute Schwefelquelle, ein natürliches Antioxidans, dessen Bedeutung für Gesundheit und Wohlbefinden anerkannt ist.

Ungefähr 10 Prozent des Eis bestehen aus Fett (Lipide). Die Lipidzusammensetzung des Eigelbs ist einzigartig. Es enthält sowohl viel Lecithin, die Vorstufe des Neurotransmitters Acetylcholin, als auch Docosahexaensäure (DHA). DHA ist ein zur Sicherung der Gehirnfunktionen äußerst wichtiges Fett und wird zur ständigen Reparatur der Gehirnzellmembranen und ihrer Zwischenzellenkontaktpunkte – Synaptosome – benötigt. Die Nervenstruktur des Auges benötigt zur Interpretation von Farben und für die Sehqualität und -schärfe viel

Docosahexaensäure. Diese ist außer in Eiern auch in Kaltwasserfischen und Algen zu finden. (Fische und Algen, die in sehr kaltem Wasser leben, brauchen ein weniger schnell aushärtendes Fett (Öl), sonst würden sie »erstarren«.)

Es setzt sich immer stärker die Ansicht durch, dass der Cholesterinspiegel im Blut nicht durch Eier in der Nahrung beeinflusst wird. Es gibt einen medizinisch bewiesenen und veröffentlichten Fallbericht, demzufolge ein älterer Mann jahrelang circa 24 Eier pro Tag gegessen hat – ohne klinisch signifikanten Anstieg in seinem Cholesterinspiegel.

Übrigens: So etwas wie schlechtes Cholesterin gibt es nicht! Es gibt nur schlecht informierte Meinungsmacher und ignorante Ansichten, die kommerziell ausgeschlachtet werden. Wenn Sie das nächste Mal jemanden treffen, der Ihnen etwas von »schlechtem Cholesterin« als Ursache von Herzkrankheiten erzählt, so fragen Sie ihn oder sie: »Stimmt es etwa nicht, dass wir den Cholesterinspiegel anhand des Blutes messen, das aus einer Vene entnommen wurde?« Wenn es wahr wäre, dass der Cholesterinspiegel die Ursache für Ablagerungen und für eine Verengung der Blutgefäße ist, und wenn eine langsamere Fließgeschwindigkeit des Blutes weitere Cholesterolablagerungen fördern würde, dann gäbe es auch mehr Blockierungen in unseren Körpervenen. Da es keinen einzigen wissenschaftlichen Bericht über eine durch Cholesterinablagerungen verursachte Blockierung der Venen gibt, ist die Schlussfolgerung, dass Cholesterin »schlecht« und die Ursache von Herzkrankheiten sei, falsch und unwissenschaftlich. Es ist ein kommerziell begründete Behauptung, mit der Medikamente und medizinische Dienstleistungen verkauft werden sollen.

Ich möchte Ihnen erklären, warum es zu Cholesterinablagerungen in den Arterien des Herzens und des Gehirns oder sogar an der Innenwand der größeren Arterien des Körpers kommt. Denken Sie daran: Wenn wir »Dehydration« sagen, bedeutet dies Konzentration und Übersäuerung des Blutes. Übersäuertes Blut, das gleichzeitig konzentriert ist, zieht Wasser aus den Zellen, welche die Arterienwand auskleiden. Gleichzeitig sorgt der rasche Blutstrom entlang der empfindlichen Zellen, welche die Arterieninnenwand auskleiden und durch den Wasserverlust bereits geschwächt sowie durch die anhaltende Toxizität des konzentrierten Blutes geschädigt sind, für mikroskopisch kleine Abschürfungen.

Eine der vielen Aufgaben des Cholesterins ist sein Einsatz als wasserdichte Abdeckung der beschädigten Stellen innerhalb der Arterienmembranen, bis diese repariert sind. Cholesterin funktioniert wie eine »Schmiermittelverband«, welche die Arterienwand vor Rissen und Abschälen schützt. Wenn Sie Cholesterin einmal von dieser Seite betrachten, werden Sie feststellen, welch ein Segen es ist.

Meiner Meinung nach spiegeln alle Statistiken über den Cholesterinspiegel im Blut und die Anzahl der Menschen, die an einer Herzkrankheit sterben, die Macht der potentiell tödlich wirkenden Dehydration wieder, die dem erhöhten Blutcholesterinspiegel zugrunde liegt.

Ich werde später in diesem Kapitel noch näher auf eine andere äußerst wichtige Funktion von Cholesterin im Körper eingehen. Aufgrund meiner Erkenntnisse über Cholesterin zögere ich nicht Eier als eine sehr gute Quelle für die Deckung des essentiellen Nährstoffbedarfs des Körpers zu empfehlen.

Milchprodukte

Für Menschen, die keine Probleme mit der Verdauung von Milch haben, ist ungesüßter Naturjoghurt eine gute Quelle hochwertigen Proteins. Er enthält auch sehr viele Vitamine und nützliche Bakterien. Die Bakterien im Joghurt sorgen für die Gesunderhaltung des Darms und verhindern das Wachstum giftiger Bakterien und Hefen wie Candida. Natürlich sollten Menschen mit einer Allergie gegen Milchprodukte keinen Joghurt essen.

Käse ist ebenfalls eine gute Proteinquelle. Frischkäse ist leichter verdaulich und meiner Meinung nach vollwertiger als gereifte Käsesorten.

Manche Menschen haben Probleme mit der Verdauung von Kuhmilch. Sojamilch ist ein sehr guter Ersatz. Wenn Sie den Geschmack von Sojamilch nicht mögen, mischen Sie diese mit Karottensaft und freuen sich an dem Vorteil von zusätzlichen Vitaminen und Nährstoffen. Die Kombination ist gesund und schmackhaft.

Fette

Fett ist ein wichtiger Nährstoff für den Körper. Einige lebenswichtige Fettsäuren, die in bestimmten Fetten und Ölen enthalten sind, werden als »Rohstoffe« bei der Herstellung von Zellmembranen verwendet. Sie sind auch die primären Bausteine, aus denen viele der Hormone im Körper hergestellt werden. Die Produktion von Geschlechtshormonen ist davon abhängig, dass bestimmte essentielle Fette im Körper vorhanden sind, so auch das oft schlechtgemachte Cholesterin. Nervenzellen benötigen »gute« Fette, um die ständig verbrauchten Nervenendigungen neu zu produzieren.

Die essentiellen Fettbestandteile sind Omega 6 – eine mehrfach ungesättigte Fettsäure mit der Bezeichnung Linolsäure – und Omega 2 – eine hoch ungesättigte Fettsäure, die unter dem Namen Alpha-Linolensäure bekannt ist. Diese Fettsäuren können vom Körper nicht selbst hergestellt und müssen in Form von Öl in der Nahrung aufgenommen werden.

Der Körper benötigt unbedingt durchschnittlich zwischen 6 und 9 Gramm Linolsäure (Omega 6) täglich. Er benötigt auch zwischen 2 und 9 Gramm Alpha-Linolensäure (Omega 3), die wichtigste der Fettsäuren. Diese Fettsäuren werden besonders von den Gehirnzellen und ihren langen Nerven zur Bildung von Isolierungsmembranen benötigt, deren Undurchlässigkeit eine Störung in Geschwindigkeit und Fluss der Nervenübertragung sicher verhindern soll. Die Nervenendigungen in der Netzhaus des Auges, die an Objekterkennung und klarem Sehvermögen beteiligt sind, haben einen hohen Umsatz dieser essentiellen Fettsäuren, insbesondere der Docosahexaensäure, die aus Omega-3-Fettsäure besteht und lebensnotwendig für den Gehirnzellaufbau ist. Bei neurologischen Erkrankungen wurde ein Mangel an dieser Fettsäure nachgewiesen.

Wie bereits erwähnt, sind Eier, Kaltwasserfische und Algen gute Quellen für die Docosahexaensäure. Eine weitere hervorragende Quelle für Omega-3- und Omega-6-Fettsäuren in einem idealen Verhältnis von 3 zu 1 ist kalt gepresstes und in dunkle Flaschen abgefülltes Leinöl. Licht zerstört diese essentiellen Öle, deshalb werden sie auch in dunklen Kapseln verpackt. Sesamöl hat die wünschenswerte Eigenschaft stark ungesättigt zu sein. Es war das Öl der Wahl in vielen alten Kulturen. Canola-Öl ist auch eine gute Quelle einiger essentieller Fettsäuren. Öle sind deshalb besser als feste Fette, weil sie bei normaler Körpertemperatur flüssig bleiben und sich nicht in klebriges Schmalz wandeln.

Detaillierte Informationen zu den essentiellen Fettsäuren und ihren besten Quellen enthält das Buch *Fats that Heal, Fats that Kill* von Dr. Udo Erasmus. Wenn Sie gesundheitsbewusst leben, müssen Sie dieses Buch lesen. Butter ist eine reichhaltige Quelle an fettlöslichen Vitaminen wie Vitamin K, A, E sowie Lecithin, Folsäure und vielen mehr. Butter enthält außerdem viel Kalzium und Phosphor. Der Körper benötigt etwas Fett in seiner täglichen Nahrung. Ohne Fett können Sie nicht lange überleben. Der Körper ist nicht in der Lage, bestimmte Fettbestandteile selbst herzustellen, die für die Bildung von Isolierschichten benötigt werden. Wenn Sie dem Körper nicht das geben, was er benötigt, wird er versuchen, das benötigte Element aus dem Kohlenhydratanteil der täglichen Nahrung herzustellen. Da der Körper jedoch nicht in der Lage ist, den Prozess der Herstellung »essentieller Fette« vollständig durchzuführen, speichert er das unfertige Produkt. So werden manche Menschen unverhältnismäßig dick. Wenn sie abnehmen wollen, muss ihre Ernährung etwas Fett enthalten. Jedes Gramm Fett liefert dem Körper 9 Kalorien an Energie.

Obst, Gemüse und Sonnenlicht

Der Körper benötigt außerdem täglich Obst und grünes Gemüse. Sie sind eine ideale Quelle natürlicher Vitamine und Mineralien, die wir benötigen. Grünes Gemüse enthält auch sehr viel Betakarotin und sogar etwas von der vom Gehirn benötigten Docosahexaensäure. Obst und Gemüse sind wichtig zur Wahrung des pH-Gleichgewichts im Körper. Chlorophyll enthält sehr viel Magnesium. Magnesium ist für Chlorophyll, was Eisen für Hämoglobin im Blut ist – Träger von Sauerstoff. Im menschlichen Körper ist Magnesium der verbindende Anker zu der energiespeichernden Einheit innerhalb der im ganzen Körper verteilten Zellmembranen. Diese wird als Magnesium-Adenosin-Triphosphat (MgATP) bezeichnet. Wenn Wasser den MgATP-Pool erreicht und durch Enzyme veranlasst wird, ihn aufzuspalten, wird viel Energie freigesetzt. Die Formel können Sie im Kapitel über Lupus nachlesen.

Für Asthmatiker ist Sonnenlicht wie »Medizin«. Es wirkt auf die Cholesterinspeicher auf der Haut und wandelt dieses Cholesterin in Vitamin D um. Vitamin D fördert die Knochenbildung und die Einlagerung von Kalzium in den Knochen – wodurch Kinder besser wachsen. Vitamin D stimuliert außerdem die Kalziumaufnahme im Darmtrakt. Kalzium hat eine direkte säureneutralisierende Wirkung im Körper und gleicht den pH-Wert der Zelle aus. Dadurch können auch Asthmakomplikationen gelindert werden.

Wenn Sie jeden Tag genug Wasser trinken, die erforderliche Menge Salz aufnehmen und sich ausreichend körperlich betätigen – bevorzugt an der frischen Luft und in gutem Licht –, dann beginnt Ihr Körper, die Aufnahme von Proteinen und Kohlenhydraten sowie den Fettbedarf zur Verwendung als Energie an seine Bedürfnisse anzupassen. Ihr Proteinbedarf wird zunehmen, der Kohlenhydratbedarf wird abnehmen und Ihre fettverbrennenden Enzyme werden mehr Fett aufbrauchen als in der Durchschnittsnahrung enthalten ist. Im Gegensatz zu der verbreiteten Annahme, dass Cholesterin nicht verstoffwechselt werden könne, nachdem es sich einmal abgelagert habe, wird es auch abgebaut. Es wird vielleicht etwas länger dauern, bis die Cholesterinablagerungen in den Arterien verschwunden sind, aber der Körper verfügt über das gesamte chemische Know-how, um Cholesterinablagerungen abzubauen.

Ich wiederhole noch einmal: Es gibt so etwas wie »schlechtes« Cholesterin nicht. Denken Sie daran, dass Cholesterin für die Körperphysiologie lebenswichtig ist. Wir müssen herausfinden, warum der Körper mehr als normal davon erzeugt. Die folgende Erklärung ist eine von vielen, die ich dafür gefunden habe.

Bei Wassermangel im Körper wird weniger hydroelektrische Energie hergestellt; für alle davon abhängigen Funktionen steht also weniger Energie zur Verfügung – wie bei zu niedrigem Wasserstand in einem Fluss, der ein Wasserkraftwerk speist. Nach einer Weile enthält der Fluss nicht mehr genug Wasser, um alle Generatoren zu bedienen. Im realen Leben werden dann, wenn die preiswerte Energie der Wasserkraftwerke unzureichend ist, Öl oder Kohle zur Elektrizitätserzeugung verbrannt.

Im Körper kommt die alternative Energie aus den Kalziumablagerungen in Knochen oder in Zellen. Die in der Verbindung von zwei miteinander verschmolzenen Kalziumatomen gebundene Energie wird statt Wasser verwendet. Pro Kalziumatompaar wird auch eine Einheit an ATP-Energie gebunden. Die Zellen im Körper besitzen viel gebundenes Kalzium in verschiedenen Speicherstellen, die dann für die Energieversorgung aufgespalten werden. Mit der Zeit sind durch diesen Prozess zu viele freie Kalziumatome verfügbar – Brennstoffasche. Zum Glück wird »Kalziumasche« schnell wieder verwertet.

Wie ich bereits erwähnt habe, wandelt Sonnenlicht – Energie – das Cholesterin in der Haut in Vitamin D um. Dieses Vitamin D erleichtert die Neubindung von Kalzium und seine Wiederaufnahme in die Zellen zur Neubindung. Vitamin D haftet auf seinen Rezeptoren auf der Zellmembran; gleichzeitig bindet eine Kalziumeinheit sich an das exponierte Ende des Vitaminmoleküls, während es durch die Zellmembran in die Zelle eindringt. Die Vereinigung von Kalzium mit Vitamin D auf dem Membranrezeptor wirkt wie ein »Magnetsstab«: Eine ganze Kette anderer essentieller Elemente und Aminosäuren binden sich an das exponierte Kalzium und werden in die Zelle gezogen.

Auf diese Art haben die Energie des Sonnenlichts und die Umwandlung von Cholesterin in Vitamin D einen direkten physiologischen Einfluss auf die Ernährung der Körperzellen. Wenn Kalzium wieder in die Zelle eintritt, nimmt es auch andere essentielle Elemente mit sich in die Zelle. So erhält die Zelle Rohmaterialien für die Reparatur und den Energiemetabolismus. Gleichzeitig wird die in die Zelle gelangte überschüssige Energie zum Verschmelzen von Kalziumatomen und zur erneuten Speicherung von Energie in der Kalziumverbindung für die zukünftige Nutzung verwendet. Wenn man die Logik hinter der »Kaskade« von chemischen Vorgängen im Körper einmal verstanden hat, wird man die große Bedeutung von Cholesterin für den Zellstoffwechsel und die Gesundheit der Zelle erkennen.

Ziehen Sie doch einen Vorteil aus einem erhöhten Cholesterinspiegel im Körper: Machen Sie mehr Vitamin D daraus; die Körperzellen arbeiten dann besser und werden voll genutzt. Nutzen Sie das Sonnenlicht zu Ihrem Vorteil, um den Cholesterinspiegel zu senken. Vielleicht reagieren jetzt einige von Ihnen negativ auf diese Behauptung, weil sie Angst vor einem Melanom haben. Ich glaube, dass Krebsgeschwulste durch Dehydration, Inaktivität, schlechte Nahrungsauswahl und falsche Getränke erzeugt werden. Über zwanzig Jahre lang spielte ich an sechs Tagen in der Woche jeweils drei Stunden Tennis, und zwar in der Hitze der frühen Nachmittagssonne in Teheran. Ich habe keine Art von Krebs bekommen.

Sie können nicht an einem Schreibtisch in einem künstlich beleuchteten Büro sitzen und erwarten, dass Ihr Cholesterinspiegel normal ist. Und in dieser Situation werden Sie wahrscheinlich auf einen Arzt treffen, der die Mechanismen und die Beziehung der Energieumwandlung durch Sonnenlicht nicht versteht, der dieses natürliche Ergebnis einer unvollständigen Kette an Stoffwechselvorgängen als »Krankheit« bezeichnet und ein lebenswichtiges Element, das Cholesterin, als »schlecht« etikettiert.

Körperliche Bewegung

Nach Luft, Wasser, Salz und Nahrung ist der wichtigste Faktor für das Überleben körperliche Bewegung (im Sinne von Sport, Fitnesstraining). Sie ist wichtiger für die Gesundheit des Einzelnen als Sex, Unterhaltung oder irgendetwas anderes, das Spaß macht. Die folgenden Punkte verdeutlichen die Bedeutung von Bewegung für eine bessere Gesundheit und ein schmerzfreies, längeres Leben.

- Sportliche Aktivität erweitert das Gefäßsystem im Muskelgewebe und verhütet Bluthochdruck.
- Sie öffnet die Kapillargefäße im Muskelgewebe und senkt einen hohen Blutdruck auf Normalwerte, indem der Widerstand gegen den Blutfluss im Arteriensystem reduziert wird.
- Sportliche Aktivität baut die Muskelmasse auf und verhütet die Aufspaltung des Muskelgewebes in »Brennstoff«.
- Sportliche Betätigung stimuliert die Aktivität der Fett verbrennenden Enzyme zur Herstellung der ständig benötigten Energie für die Muskelaktivität. Wenn Sie trainieren, ändern sie in der Tat die Energiequelle für die Muskelaktivität. Diese ist nicht länger der Zucker im Blutkreislauf, sondern Fett, das im Muskel selbst gespeichert wird.

- Sportliche Aktivität sorgt auch dafür, dass Muskeln als zusätzlichen Brennstoff einige der Aminosäuren verbrennen, die sonst eine giftige Konzentration im Blut erreichen würden. Wenn sie höhere Spiegel im Blut erreichen – meistens in einem untrainierten Körper –, verursachen bestimmte verzweigte Aminosäuren eine drastische Zerstörung und ein Aufbrauchen anderer lebenswichtiger Aminosäuren, die vom Gehirn ständig zur Produktion von Neurotransmittern benötigt werden. Zwei dieser essentiellen Aminosäuren sind Tryptophan und Tyrosin. Das Gehirn nutzt Tryptophan zur Herstellung von Serotonin, Melatonin, Tryptamin und Indoleamin, die alle Antidepressiva sind und den Zuckerspiegel und Blutdruck regulieren. Tyrosin wird für die Herstellung von Adrenalin, Noradrenalin und Dopamin benötigt – lebenswichtig für die Koordination der Körperphysiologie bei körperlichen Aktivitäten wie Kämpfen, Laufen, Sport usw. Der übermäßige Abbau von Tyrosin in den Aminosäurereserven des Körpers ist auch ein Hauptfaktor bei der Entstehung der Parkinson-Krankheit.
- Untrainierte Muskeln werden abgebaut. Dabei gehen auch einige Zink- und Vitamin-B_6-Reserven verloren. Ab einem bestimmten Stadium dieser ständigen Leerung der Vitamin-B_6- und Zink-Reserven treten bestimmte Geisteskrankheiten und neurologische Komplikationen auf. Dies geschieht beispielsweise bei Autoimmunerkrankungen wie Lupus und Muskeldystrophie.
- Körperliche Bewegung sorgt dafür, dass der Muskel mehr Wasser als Reserve speichert und eine stärkere Konzentration des Blutes verhindert, die sonst die Auskleidung der Blutgefäßwände schädigen könnte.
- Sportliche Aktivität senkt den Blutzucker bei Diabetikern und reduziert den Bedarf an Insulin oder Tabletten.
- Sportliche Aktivität sorgt dafür, dass die Leber Zucker aus dem gespeicherten Körperfett oder aus dem Blutfett produziert.
- Sport vergrößert die Beweglichkeit der Gelenke im Körper. Es wird ein intermittierendes Vakuum in den Gelenkhöhlen erzeugt. Durch die Kraft des Vakuums wird Wasser in die Höhlen eingesaugt. Dadurch gelangen gelöste Nährstoffe in die Zellen im Knorpel. Höherer Wassergehalt im Knorpel sorgt auch für stärkere

Schmierung und glattere Bewegungen der aneinander vorbeigleitenden Knochen im Gelenk.

- Beinmuskeln funktionieren wie ein zweites Herz. Durch An- und Entspannung beim aufrechten Stehen müssen die Beinmuskeln die Schwerkraft überwinden. Sie pumpen das an die Beine geschickte Blut in das Venensystem. Durch die Druckbrecher – und eindirektionalen Ventile in den Venen – wird das Blut in den Beinvenen durch die häufige Kontraktion der Beinmuskeln entgegen der Schwerkraft nach oben gedrückt. So wirken Beinmuskeln als »Herz« des Venensystems in Körper. Diesen Wert von Sport wissen nicht viele Menschen zu schätzen. Die Beinmuskeln sorgen ebenfalls für einen gleichermaßen effektiven Fluss innerhalb des lymphatischen Systems und damit für das Verschwinden von Beinödemen.
- Sportliche Aktivität stärkt die Knochen und unterstützt die Prävention von Osteoporose.
- Sportliche Betätigung erhöht die Produktion aller lebenswichtigen Hormone, stärkt die Libido und die sexuelle Leistungsfähigkeit.
- Eine Stunde Wandern sorgt für die Aktivierung Fett verbrennender Enzyme, die zwölf Stunden lang aktiv bleiben. Ein zügiger Spaziergang morgens und abends sorgt dafür, dass diese Enzyme rund um die Uhr aktiv bleiben und die Cholesterinablagerungen im Arteriensystem abgebaut werden.
- Sport stärkt die Aktivität des durch Adrenalin gesteuerten sympathischen Nervensystems. Adrenalin reduziert ebenfalls die übermäßige Ausscheidung von Histamin und verhindert damit Asthmaanfälle und allergische Reaktionen – vorausgesetzt, der Körper ist ausreichend mit Wasser versorgt.
- Sportliche Aktivität erhöht die Produktion von Endorphinen und Enkephalinen, den natürlichen Opiaten des Körpers. Sie erzeugen das gleiche Hochgefühl, das Drogenabhängige durch übermäßigen Drogenkonsum erreichen wollen.

Welche Arten sportlicher Betätigung sind am besten?

Ausdauertraining ist besser als Training für höhere Geschwindigkeit oder zum Aufbau von Muskelmasse. Bei der Auswahl der sportlichen

Aktivität sollten Sie ihren lebenslangen Wert berücksichtigen. Ein Langstreckenläufer kann sich bis ins hohe Alter an Langstreckenläufen erfreuen. Ein Sprinter wird später in seinem Leben nicht mehr so einfach kurze Strecken zur Übung sprinten können.

Die beste sportliche Aktivität, von der man noch im hohen Alter profitieren kann (und das ganz ohne Schaden für die Gelenke), ist Wandern bzw. schnelles Gehen, zügiges Spazierengehen. Andere Sportarten zur Erhöhung der Ausdauer sind: Schwimmen, Golf, Skilaufen, Skating, Klettern, Tennis, Squash, Radfahren, Tai Chi, Tanzen und Aerobic. Bei der Auswahl einer Sportart sollte man darauf achten, dass die Fett verbrennenden Enzyme über einen längeren Zeitraum aktiv bleiben. Sport an der frischen Luft ist besser für den Körper als Training in der Halle. Der Körper verbindet sich besser mit der Natur.

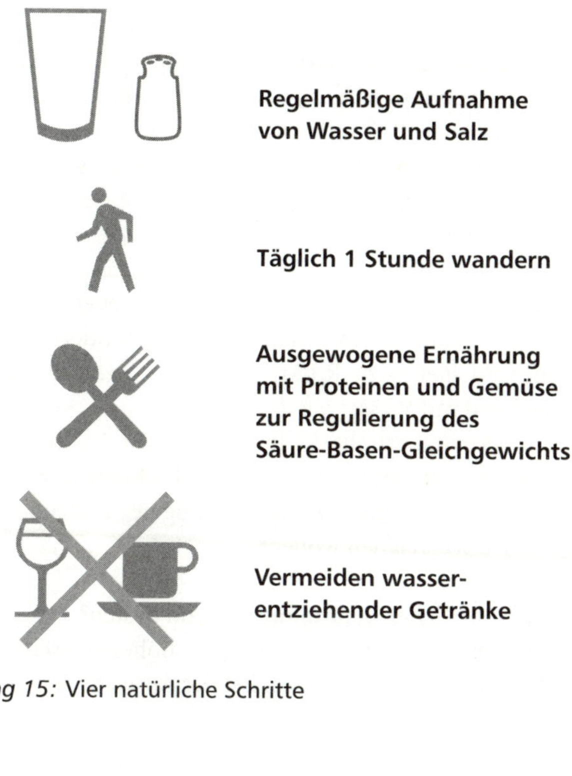
Regelmäßige Aufnahme von Wasser und Salz
Täglich 1 Stunde wandern
Ausgewogene Ernährung mit Proteinen und Gemüse zur Regulierung des Säure-Basen-Gleichgewichts
Vermeiden wasserentziehender Getränke

Abbildung 15: Vier natürliche Schritte

Die vier wichtigsten Schritte zu einer besseren Gesundheit sind in *Abbildung 15* dargestellt: das Gleichgewicht des Wasser- und Salzhaushalts des Körpers herstellen, die Muskelmasse des Körpers trainieren, sich ausgewogen ernähren mit Proteinen und Gemüse sowie wasserentziehende Getränke vermeiden.

9
Die Qualität des Trinkwassers

Man kann nicht durch Argumentieren
die falsche Meinung eines Menschen korrigieren,
zu der er nicht durch Argumentation gekommen ist.

FRANCIS BACON

Natürlich ist die Qualität des Trinkwassers für die Gesundheit von entscheidender Bedeutung. Wasser sollte Wasser sein, nicht durch irgendein Getränk ersetzt werden. Asthmatiker sollten diese Anweisung auf den Punkt genau befolgen. Das getrunkene Wasser sollte keine chemischen Stoffe und insbesondere kein Koffein oder Alkohol enthalten.

Für die Zellen des menschlichen Körpers sind Koffein und Alkohol giftige Chemikalien – suchterzeugende Drogen. Es ist leider so, dass die Hersteller dieser Stoffe die uneingeschränkte Erlaubnis haben, gutes Trinkwasser mit giftigen Chemikalien zu verunreinigen und diese »Getränke« dann zu verkaufen. Früher oder später wird ihr schädlicher Einfluss auf die Gesellschaft jedoch ebenso zum Diskussionsthema werden, wie es in den USA heute bereits mit der Tabakindustrie geschieht.

Ich bin der festen Überzeugung, dass viele Gesundheitsprobleme auf die Marketingstrategien und den ständigen Druck der Getränkeindustrie zurückzuführen sind. Diese Branche versucht den Geschmack jüngerer Leute so zu »kultivieren«, dass diese lieber künstlich hergestellte Getränke zu sich nehmen als Wasser, welches die jungen Körper benötigen würden, um sich natürlich und normal zu entwickeln. Sobald Teenager erst einmal von Koffein abhängig sind, hat die Getränkeindustrie es geschafft, sie für den Rest ihres verkürzten

Lebens in Geldmaschinen zu verwandeln! Besonders schlimm ist es, dass diese Koffeinabhängigkeit Kinder und Jugendliche dazu verleiten kann, mit härteren Drogen zu experimentieren.

Koffein ist ein natürliches Diuretikum. Es zwingt den Körper mehr Wasser auszuscheiden, als in den mit Koffein versetzten Getränken enthalten ist. Koffein wirkt außerdem direkt auf die Gehirnzellen, die dann ihre Energiereserven, die eigentlich für wichtigere Aufgaben benötigt würden, für Nebensächlichkeiten aufbrauchen müssen. Es senkt die Reizschwelle, so dass Zellen schneller aktiv werden, die andernfalls in Ruhe verharren würden, bis tatsächlich ein ernsthafteres Engagement notwendig wäre. Koffein erschöpft bei regelmäßigem Konsum die Energie im Gehirn. Benötigt dann das Gehirn tatsächlich Energiereserven, um mit einer Krisensituation fertig zu werden, so fehlt ihm diese Energie; es ist wesentlich weniger effektiv. Die Energie erschöpfende Wirkung von Koffein auf das Gehirn ist die primäre Ursache für Aufmerksamkeitsstörungen.

Koffein hat noch einen zweiten bedeutenden, schädlichen Einfluss auf das Gehirn, der diese Aufmerksamkeitsstörungen mit verursacht. Das Gehirn bewahrt bestimmte Energiereserven zum Umgang mit neuen Erlebnissen, Erfahrungen, Gefahren und aufregenden neuen Ideen. Auf diese Art lernt es selektiv und aus neuen Erfahrungen. Koffein leert nun die Energiespeicher im Gehirn und hemmt das durch PD (Phospho-Diesterase) ausgelöste System. Die PD-Aktivität ist für das »Gedächtnis« der Gehirnzellen lebenswichtig.

Alle Samen, aus denen die nächste Pflanzengeneration entstehen soll, enthalten in ihrer Hülle den einen oder anderen chemischen Stoff, der Schädlinge wie Ameisen und Käfer davon abhalten soll, die eiweißreichen Samen vor der Keimung zu fressen. Ohne diese Stoffe gäbe es schon lange keine Pflanzen mehr. Hülsenfrüchte wie Linsen, Erbsen und grüne Bohnen enthalten den verdauungsenzymhemmenden chemischen Stoff CCK (Cholecystokinin), durch den die Samen für Schädlinge unverdaulich werden. Beim Menschen verursacht er die Bildung von Darmgasen, wenn beispielsweise Linsen halbroh und mit Haut verzehrt werden. Um das CCK aufzuspalten und lästige Gasbildung und Verdauungsprobleme durch Hülsenfrüchte zu vermeiden, müssen diese immer ausreichend lange gekocht worden sein. Als

Trockengemüse weicht man sie am besten erst ein, kocht sie dann einmal auf, wäscht sie, und kocht sie ein zweites Mal, bis sie gar sind.

Koffein soll von Natur aus ein Abstumpfen des Gehirns verursachen. Viele Pflanzen nutzen Koffein als Nervengift gegen ihre Feinde. Der Kaffeestrauch produziert Koffein in den Samen als Verteidigungsmechanismus: Es hemmt das Nervensystem und den Lernmechanismus im Gehirn ihrer natürlichen Feinde derart, dass diese ihren »Grips« verlieren und die Kunst ihrer Tarnung verlernen. Sie werden weniger wachsam und reagieren langsamer und sind damit immer weniger in der Lage sich selbst zu verteidigen. So werden sie zu einer viel leichteren Beute für ihre eigenen Feinde in der Nahrungskette.

Aus diesem Grund wird die Kaffeepflanze in ihrer Wachstumsperiode von wesentlich weniger Schädlingen geplagt als die meisten anderen Pflanzen. Insekten »kennen sich aus« und verzichten gerne darauf. Aber wir Menschen nehmen die koffeinhaltigen Kaffeebohnen, rösten sie auf die gewünschte Konzentration und konsumieren das chemische Gift der Pflanze als Genussmittel. Der häufige Konsum koffeinhaltiger Erfrischungsgetränke (Softdrinks) ist meiner Meinung nach der Grund dafür, dass so viele Kinder insbesondere in Europa und den USA unter Leseschwäche und Gedächtnisstörungen leiden. Obwohl so viel Geld für ihre Erziehung und Bildung ausgegeben wird, liegt ihr durchschnittliches Lernniveau unterhalb desjenigen von Kindern in weniger privilegierten Gesellschaften, in denen der Konsum koffeinhaltiger Getränke wesentlich geringer ist.

Die Getränkeindustrie wächst und gedeiht aufgrund der suchtfördernden Eigenschaften von Koffein. Nachfolgend ein Zitat aus einem Bericht in der amerikanischen Zeitschrift *The Nation* vom 24.04.1998: »Nach vorsichtigsten Schätzungen geht man davon aus, dass Kinder und Teenager in den USA mehr als 242 Liter jährlich konsumieren – der Verbrauch hat sich bei Teenagern seit 1978 verdreifacht, bei 6- bis 11-Jährigen verdoppelt und ist bei Kindern unter 5 Jahren um 25 Prozent gestiegen (aus einer Untersuchung des Landwirtschaftsministeriums aus dem Jahre 1994).« Dies bestätigt, was ich vor einigen Jahren in meinem Buch *Wasser – die gesunde Lösung* veröffentlicht habe. Es ist auch eine interessante Feststellung, dass der gestiegene Konsum an Softdrinks durch Kinder unter fünf Jahren sehr wahrscheinlich mit dafür verantwortlich ist, dass sich die Zahl der Asthmaerkrankungen in dieser Altersgruppe zwischen 1980 und 1994 verdreifacht hat.

In der Schule trinken Kinder oft Softdrinks statt Milch. Der Koffeingehalt einer 330-ml-Dose beträgt bei *Coca-Cola* etwa 45 mg, bei *Sunkist* etwa 40 mg und bei *Pepsi* etwa 35 mg.

Bei Erwachsenen steht demgegenüber der Kaffeekonsum im Vordergrund. Es heißt, ein 330-ml-Kännchen Kaffee enthalte ungefähr 190 mg Koffein.

Als Arzt bin ich davon überzeugt, dass Koffein bereits für sich genommen all die schädigenden Auswirkungen auf die Gehirnphysiologie hat, durch die Reize von außen nicht mehr richtig zu den Gehirnzellen gelangen. Darüber hinaus erzeugt die Dehydration durch übermäßige Koffeinaufnahme die unterschiedlichsten schwer wiegenden und frühzeitigen Gesundheitsprobleme. Asthma und Allergien sind solche Symptome. Daher schließt meine Behandlungsempfehlung bei Asthma ausdrücklich jede Form koffeinhaltiger Getränke aus, bis der Körper sich von den ungesunden Nebenwirkungen des Koffeins insbesondere auf das Gehirn und das Nervensystem erholt hat. Danach sollte man sich auf seinen gesunden Menschenverstand verlassen.

Krankheiten durch künstlichen Süßstoff

Eine Fehleinschätzung, die dringend der Korrektur bedarf, ist die Idee, dass man das menschliche Gehirn durch Tricks dazu bringen könne, Dinge zu tun, die seiner inneren Intelligenz zuwiderlaufen. Einen sehr schädlichen Einfluss auf die Gesellschaft hatte die Einführung künstlicher Süßstoffe zur Geschmacksverbesserung von Speisen und Getränken ohne den Kaloriengehalt der natürlichen Zucker, an welche die Geschmacksnerven gewöhnt sind. Wir erkennen nicht, dass das Gehirn ein sehr empfindlicher »Computer« ist, der den Energiegehalt jeder »Süße« in seinen Befehls- und Steuerungsfunktionen berechnet. Wir glauben ihn austricksen zu können, indem wir ihm die Süße geben, aber ohne die Energiewerte, die mit etwas Süßem verknüpft sind. Wenn Sie so denken, belügen Sie nur sich selbst, nicht Ihr Gehirn! Sie geben ihrem Bewusstsein falsche Informationen und sorgen für Abspaltung seiner inneren, im Gehirn eingeprägten Natur und Weisheit.

Die Blutzuckerwerte werden konstant überwacht und entsprechend den in jedem Körper verankerten Regeln von Angebot und Nachfrage angepasst. Wenn man die Geschmacksknospen mit Süßem stimuliert, geht das Gehirn davon aus, dass echter Zucker konsumiert werde, und berechnet die Menge der Energie, die in den Körper gelangt ist. Wenn die in den Organismus gelangte Menge »Zucker« die vorgegebenen Werte nach oben verschiebt, wird die Leber angewiesen, vom Zucker herstellenden Modus in den Zucker speichernden Modus umzuschalten. Hier tritt der »Achterbahn-Effekt« der falschen Süße auf den Körper ein. Die Leber beginnt damit, den Zucker im Blut zu verarbeiten, weil sie »denkt«, dass mehr Zucker aus dem Darm nachkomme. Da der »versprochene« Zucker zum Beibehalten der Blutzuckerwerte innerhalb der Norm nicht kommt, beginnen die tatsächlichen Blutzuckerwerte zu fallen. An diesem Punkt setzt Panik ein – sogar noch bevor ein eindeutiger Abfall in den Blutzuckerwerten aufgetreten ist.

Die Gehirnchemie eines Menschen im Zustand der »Süßstoff-Panik« wird ihn dazu antreiben nach Nahrung zu suchen und mehr als normal zu essen, selbst kurz nach einer Mahlzeit! Manch einer, der entschlossen ist abzunehmen, bekämpft den Essensdrang und greift stattdessen nach einem weiteren Softdrink – genau wie das die Getränkeindustrie beabsichtigt. Daher der Anstieg im Verkauf von Softdrinks und die Zunahme der Zahl übergewichtiger Menschen: Mindestens 30 Prozent der US-amerikanischen Bevölkerung ist stark übergewichtig.

Man geht davon aus, dass der in über 5000 Nahrungsmitteln enthaltene Süßstoff Aspartam noch viele andere Nebenwirkungen im menschlichen Körper hat als das von mir erwähnte Gewichtsproblem. Der renommierte amerikanische Arzt und Chirurg Dr. H. J. Roberts entdeckte als Ursache bestimmter Gesundheitsprobleme Aspartam; zusammenfassend nannte er sie »Aspartam-Krankheit«. Er glaubt, dass die Probleme, die mit den Brustimplantaten aus Silikon in Verbindung gebracht wurden und den Bankrott von Dow Corning verursachten, sich mit den Symptomen überlappten, die er bei 1200 Fällen – meistens Frauen – in seiner Datenbank über Aspartam-Toxizität beobachtet hatte.

In seinem Buch *Breast Implants or Aspartame Disease?* (zu Deutsch etwa: Krank durch Brustimplantate oder Aspartam?) charakterisiert Roberts Kopfschmerzen, Schwindel, Verwirrung, Gedächtnisverlust (Alzheimer-Krankheit), Schlaflosigkeit, chronische Müdigkeit, Hypoglykämie, Gelenkschmerzen, Haarausfall, Ausschläge und andere Gesundheitsstörungen als reproduzierbare Probleme, die durch Aspartam verursacht werden können. Er hat mehrere Bücher und Artikel zu diesem Thema veröffentlicht.

Alle, die mein Buch *Wasser – die gesunde Lösung* gelesen haben, wissen, dass ich ein vehementer Gegner künstlicher Süßstoffe bin, aus den gleichen Gründen. Denken Sie daran, Süßstoffe (insbesondere Aspartam) sind gefährlich. Sie können schwere Krankheiten mit verursachen, darunter Blasenkrebs, Brust-, möglicherweise Prostata- und Hirntumore. Nehmen Sie diese Feststellungen nicht auf die leichte Schulter.

Was bei der Trinkwasserqualität zu berücksichtigen ist

Wasser sollte keine giftigen Metalle oder bakterielle oder parasitäre Verunreinigungen enthalten. Leider wird in Industrieländern die Wasserverunreinigung durch Einleiten chemischer, giftiger Abfälle in Flüsse und Seen nicht ernst genug genommen. Aufgrund dieser sorglosen Gleichgültigkeit sind viele Trinkwasserquellen verunreinigt. Dieses Problem wird durch das Alter der in Wohngebieten teilweise vor vielen Jahrzehnten gelegten Wasserrohre noch verschärft. Mittlerweile haben sich in ihnen viele Schichten abgelagert. Alter und Unangemessenheit der Wasserfilterungs- und -aufbereitungsanlagen, die den aktuellen Ansprüchen mancher Großstädte nicht mehr genügen, verschärfen das Problem noch.

Die Trinkwasserchlorung beseitigt zwar mit verhältnismäßig niedrigen, akzeptablen Chlormengen wirkungsvoll bakterielle und amöbe Verunreinigungen, kann jedoch bei starken Verunreinigungen durch Kryptosporidien und möglicherweise Lamblia nicht ihre volle Wirkung entfalten. Diese Parasiten können bei manchen Menschen mit schwachem Immunsystem Gesundheitsprobleme verursachen, wenn das Wasser stark kontaminiert ist. Glücklicherweise scheinen Kryptosporidien nur bei starkem Regen ein Problem zu sein. Das

Oberflächenwasser nach starken Regengüssen trägt große Mengen dieser tierischen Parasiten von den Weiden zu den Flüssen, aus denen viele Großstädte versorgt werden. Wenn die Verunreinigung so stark zunimmt, muss die Trinkwasserchlorung angepasst werden. Kryptosporidien können wohl nur bei Menschen mit einem bereits angegriffenen Immunsystem Gesundheitsschäden verursachen; ein gesundes Immunsystem ist normalerweise in der Lage, die Parasiten unschädlich zu machen.

Fluoridversetzung und Chlorung von Trinkwasser sind zwei heiße Eisen. Man versetzt das Wasser mit Fluorid, um Karies bei Kindern zu verhindern. Mittlerweile gibt es Gegenbewegungen, welche die Fluoridversetzung des Wassers stoppen wollen, da der Verdacht auf mögliche Zahn- und Gaumendeformationen besteht. Außerdem wird Fluorid als potentielles Carcinogen (möglicherweise Krebs erregend) klassifiziert. Demgegenüber wird geltend gemacht, es gebewissenschaftliche Nachweise für eine Verbesserung der Knochendichte (bei Osteoporose) durch Fluorid. In neueren Molekularuntersuchungen zur Fluoridaufnahme durch die Körperzellen wurde nachgewiesen, dass nur bereits geschädigte Zellen Fluorid einlagern. In normal funktionierenden Zellen wird kein Fluorid konzentriert. Diese Forschungsergebnisse lassen den Schluss zu, dass die Zellschädigungen nicht durch Fluorid verursacht werden und dass die Fluoridkonzentration im Inneren der Zelle erst nach einer bereits vorhandenen Schädigung eintritt.

Die meisten Menschen haben anscheinend eine Abneigung gegen gechlortes Wasser wegen seines Geruchs und Geschmacks. Bedenken Sie, dass Chlor und seine Bakterien vernichtende Wirkung ein großes Geschenk für die heutige Menschheit ist. Ohne Chlor würden Millionen Menschen an Infektionen durch Cholerabakterien, Salmonellen und viele andere sterben. Seien Sie für das Chlor im Wasser dankbar. Wenn Sie den Geruch nicht mögen, lassen Sie das Wasser eine halbe Stunde in einem offenen Krug stehen. Da Chlor ein natürliches Gas ist, verdunstet es rasch und das Wasser wird leicht »süßlich« und geruchlos. Wenn Sie empfindlich auf den Geruch von Chlor reagieren, sollten Sie grundsätzlich kein Wasser direkt aus dem Hahn trinken; lassen Sie es erst eine Weile stehen. So servieren auch Restaurants ihr

Wasser: in Krügen abgefüllt und leicht »abgestanden« vor dem Servieren. Sie können dieses Leitungswasser getrost trinken; es ist nicht nötig, dass Sie für ein »Marken-Wasser« Geld ausgeben. Und erst recht sollten Sie nicht ganz auf Wasser verzichten, nur weil es vielleicht zu viel Chlor enthält. Das Chlor können Sie ganz leicht loswerden.

Ein hoher Mineraliengehalt sollte ebenfalls kein Problem sein. Wenn Wasser viel Kalzium enthält, ist es von größerem Nutzen, als Sie vielleicht glauben – es ist eine gute Quelle bereits gelösten Kalziums. Es wurde wissenschaftlich nachgewiesen, dass ein höherer Kalziumgehalt im Trinkwasser nicht unbedingt mehr Nierensteine verursacht.

Ich sage für die nicht allzu ferne Zukunft voraus, dass die meisten Haushalte mit einem eigenen Wasserfiltergerät ausgestattet sein werden. Es ist für die lokalen Behörden nicht praktikabel, hundertprozentig hochwertiges Trinkwasser durch städtische Wassersysteme zu liefern, wenn gerade einmal fünf Prozent dieses Wassers zum Trinken oder zur Nahrungszubereitung verwendet werden. Sie werden versuchen, niedrigere Qualitätsstandards durchzusetzen und das Wasser zu höheren Preisen als heute an die Verbraucher abzugeben.

Wenn Sie sich Gedanken um die Trinkwasserqualität an ihrem Wohnort machen, weil es möglicherweise giftige Metalle wie Blei, Quecksilber, Kadmium und/oder zu viel Eisen oder Aluminium enthält, sollten Sie sich nach Alternativen umsehen. Sie könnten einen Aktiv-Kohlefilter am Wasserhahn in Ihrer Küche installieren. Wenn Sie Ihre eigene »Quelle« für Trinkwasser höchster Qualität besitzen, kann Ihr Körper nicht mehr austrocknen, nur weil Sie den Geschmack von Leitungswasser nicht mögen. Aktiv-Kohlefilter entfernen giftige Metalle, Chemikalien, Chlor, einige Fluoride, Bakterien, Lamblia und Kryptosporidien.

Falls Sie einen Brunnen besitzen, lassen Sie das Wasser häufig untersuchen, egal wie sicher Sie sich seiner Qualität sind. Chloren Sie es relativ häufig, um das Wachstum von Bakterien und Pilzen in dem stehenden Wasser zu verhindern. Prüfen Sie regelmäßig die Einfassung Ihres Brunnens auf undichte Stellen, damit kein Oberflächenwasser eindringt, welches das Brunnenwasser mit tierischen Parasiten, insbesondere Lamblia, verunreinigen könnte.

Zum Waschen und zum Vermeiden eines brennenden Gefühls auf der Haut durch Chlor rate ich Ihnen, einen Chlorfilter im Duschkopf zu installieren. *Dieses gefilterte Wasser ist dann allerdings nicht zum Trinken geeignet.*

Zusammenfassung

Das beste tägliche Vorbeugungsprogramm für *allerbeste Gesundheit und größte Vitalität* ist folgendes: Trinken Sie immer so viel Wasser, dass der Urin farblos ist. Nehmen Sie ausreichend Salz zu sich, um ein Gleichgewicht der natürlichen osmotischen Kräfte zu erzielen und hydroelektrische Energie für alle Zellfunktionen im Körper zu erzeugen. Sorgen Sie für ausreichende körperliche Bewegung, um die Gehirnchemie zu regulieren. Nehmen Sie eine ausgewogene Mischkost mit viel Eiweiß und grünem Blattgemüse zu sich. Essen Sie weniger zucker- und stärkehaltige Lebensmittel, die sich in Fett umwandeln, wenn Sie sie nicht durch intensive Muskeltätigkeit verbrennen. Vermeiden Sie alkoholische und koffeinhaltige Getränke und Softdrinks. Nur dann können Sie gesund bleiben. Trinken Sie morgens als Erstes zwei Gläser Wasser, um den Wasserverlust während des Schlafens auszugleichen (siehe *Abbildung 16, S. 170*, identisch mit *Abb. 14*).

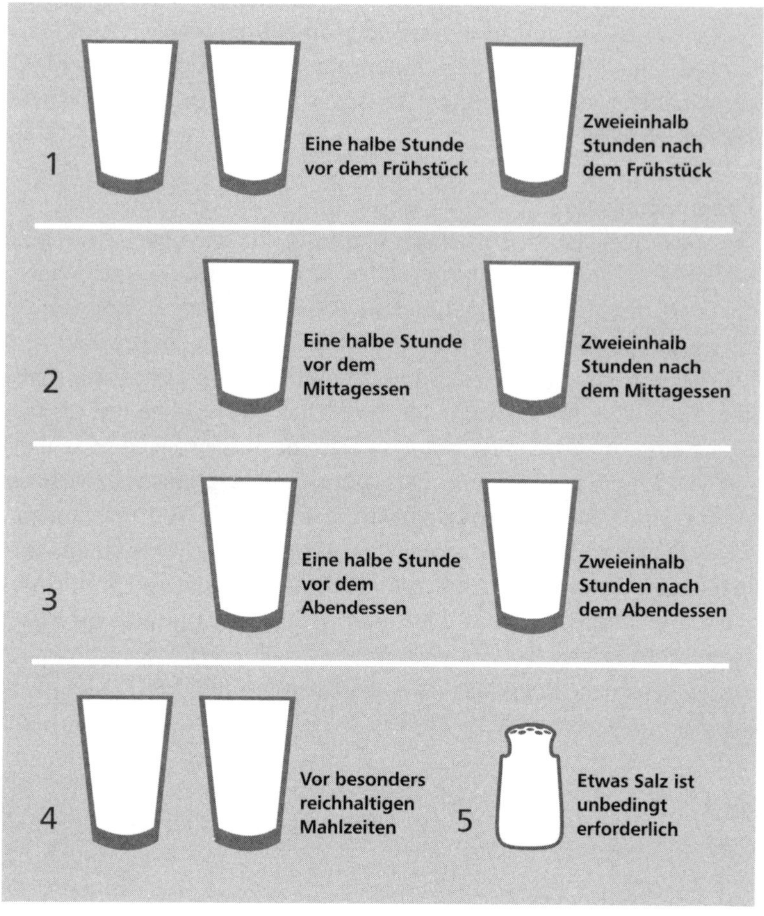

Abbildung 16: **Empfehlungen zum Wassertrinken, über den Tag verteilt.** Wasser sollte eher vor dem Essen getrunken werden, also etwa so: eine halbe Stunde vor dem Frühstück zwei Gläser (je ca. 250 ml), zweieinhalb Stunden nach dem Frühstück ein Glas (1), eine halbe Stunde vor dem Mittagessen ein Glas, zweieinhalb Stunden nach dem Mittagessen ein Glas (2), eine halbe Stunde vor dem Abendessen ein Glas, zweieinhalb Stunden nach dem Abendessen ein Glas (3); vor besonders reichhaltigen Mahlzeiten: zwei Gläser (4). Etwas Salz ist unbedingt erforderlich (5).

Schlusswort

Wichtige Krankheiten, mit denen die Menschheit zu kämpfen hat, werden *hauptsächlich* durch anhaltenden Wassermangel im Körper verursacht. Die entsprechenden Informationen stehen Wissenschaftlern schon seit geraumer Zeit zur Verfügung. Wenn diese Informationen und die Veränderungen, die sie mit sich bringen können, erst einmal Allgemeingut sind, werden die heute als gravierend betrachteten Krankheiten, darunter auch Asthma, Allergien und Lupus, verschwinden. Unser medizinischer Ansatz wird dann ein physiologischer sein und sich auf die Natur gründen, nicht wie heute ein pharmakologischer, der sich auf Giftzufuhr in den Körper gründet. Es wird ein sanfter Ansatz sein, kein invasiver (»einschneidender«). Die riesigen finanziellen Ressourcen der älteren und verletzlicheren Mitglieder unserer Gesellschaft werden nicht länger durch hohe Krankenversicherungsbeiträge und Kosten im Gesundheitswesen aufgezehrt, die sich alle die Angst zunutze machen. Diese Menschen können dann ihr schwer verdientes Geld für nützlichere und lohnendere Zwecke verwenden. Die jüngeren Menschen bleiben gesund und können sich eines längeren und produktiveren Lebens erfreuen. Das Leben des Einzelnen wird angenehmer und weniger Bedrohungen ausgesetzt sein.

Die Korrektur der hier erklärten medizinischen Fehleinschätzungen zu Wasser und Salz, die bisher bestanden, wird zu einem großen Sprung in der medizinischen Wissenschaft führen und ein genaueres Wissen über den menschlichen Körper ermöglichen: eine natürliche Belohnung.

Öffentlichkeit und Mediziner müssen gemeinsame Anstrengungen unternehmen, um die nunmehr mögliche Veränderung zu einer Realität werden zu lassen. Sie können sich nicht einfach zurücklehnen und darauf warten, dass Ihnen jemand die Arbeit abnimmt. Wenn Schmerz und Leid der Menschheit so einfach ausgerottet werden können, *hat Gleichgültigkeit gegenüber diesen Informationen etwas von Unmenschlichkeit.*

Jetzt, da die Fehler im Verständnis des menschlichen Körpers aufgedeckt wurden, lassen Sie uns Demut gegenüber unserem Schöpfer üben und danach streben, jene liebenden und mitfühlenden Wesen zu werden, als die wir gedacht sind.

Anhang

Nachfolgend meine kurze Interpretation eines Artikels von Dr. Jens Jordan und Mitarbeitern zur Anwendung ihrer Forschungsergebnisse auf die in diesem Buch angesprochenen Themen.

Wissenschaftliche Erklärung des medizinischen Wertes von Wasser zur Behandlung von Asthma, Allergien und Lupus

Neue Forschungsergebnisse von Dr. Jens Jordan und zehn seiner medizinischen Kollegen, die im *Journal of Circulation,* Februar 2000, veröffentlicht wurden, deckten eine wichtige, direkte Beziehung zwischen der Wasseraufnahme und einer länger anhaltenden Aktivierung des sympathischen Nervensystems und der Adrenalinproduktion im Körper auf. Sie stellten fest, dass innerhalb von fünf Minuten nach dem Trinken von 250 bis 450 cm^3 normalen Leitungswassers das adrenalinproduzierende Nervensystem mehr als 90 Minuten lang stimuliert wurde.

Diese Forschung liefert eine exakte wissenschaftliche Begründung für die Wirkung von Wasser bei der Behandlung von Asthma, Allergien und Lupus. Die Gründe sind:

Da Wasser an sich die Adrenalinproduktion aktiviert, veranlasst es den Körper zu körperlicher Aktivität und zur Wiederherstellung von Gewebe.

Wasser kehrt die Auswirkungen der Austrocknung und des daraus resultierenden Gewebeabbaus um; diese beiden Phänomene sind Grundlagen für eine schleichende Krankheitsentwicklung im Körper.

Durch seine anhaltende Aktivierung des adrenergen Nervensystems wirkt Wasser als natürliches Hemmnis der Histamin-Überaktivität. Wie man heute weiß, ist das Histamin für die Verarbeitung von

Wassermangel im Körper verantwortlich. Die lokalen oder regionalen Manifestationen eines Wassermangels wurden bis heute als »Krankheiten« etikettiert, so etwa Asthma, Allergien, Lupus, Altersdiabetes und andere Autoimmunerkrankungen. Daher ist Wasser die ideale Vorbeugung für diese Erkrankungen.

Durch Aktivierung des adrenergen Systems im Körper zeigt Wasser nur fünf Minuten nach Aufnahme seinen überragenden Wert als medizinisches Notfallmittel bei schweren Asthmaanfällen. Der Patient findet sofort Erleichterung auf natürlichem Weg – ohne Krankenhausaufenthalt. Im Krankenhaus würde der »erstickende« Asthmatiker nur eine intravenöse Salzlösung, Sauerstoff und eine Adrenalininjektion erhalten. Adrenalin ist ein sehr starkes Antihistamin. Es bricht Asthmaanfälle ab. Wasser jedoch sorgt für eine natürliche und anhaltende, *kostenlose* Adrenalinfreigabe durch das Nervensystem des Körpers selbst, lange bevor sich der »Erstickungszustand« eines Asthmaanfalls entwickeln kann. Außerdem ist die Verwendung von Wasser bei Asthma völlig gefahrlos, während der Einsatz von Adrenalin zur Behandlung einer ernsten Atemnot manchmal zum Tode führen kann, insbesondere wenn der behandelnde Arzt Bronchialasthma mit der Kurzatmigkeit bei Herzproblemen verwechselt.

Bei Aktivierung des adrenergen Systems und anschließender Adrenalinproduktion werden auch bestimmte Enzymsysteme, die den Stoffwechsel im Körper regulieren, zur Aktivität angeregt. Eines dieser Enzymsysteme aktiviert die »hormonempfindliche Lipase«, ein Enzym für die Aufspaltung und Verbrennung von Fetten. Es sorgt für die Freisetzung von Energie aus den Fettspeichern im Körper; dadurch müssen nicht Muskeln und Proteinreserven des Körpers zur Umwandlung von Energie aufgespalten werden. Kurzgefasst: Aufgrund seiner anhaltenden Aktivierung des adrenalinproduzierenden Nervensystems und seiner Wirkung auf andere Stoffwechselwege verhindert Wasser »kannibalistische« Angriffe auf das Körpergewebe selbst und fördert einen »konstruktiveren« Stoffwechsel im Körper – ein idealer erster Schritt zur Behandlung von Lupus.

Ist hormonempfindliche Lipase im Blutkreislauf vorhanden, wirkt sie auch auf Cholesterinablagerungen und sorgt dafür, dass diese kleiner werden und mit der Zeit verschwinden. Daher ist Wasser selbst die beste natürliche Anti-Cholesterin-Medizin. Cholesterinsenkende chemische Wirkstoffe sind gefährlich. Sie können Allergien und Autoimmunreaktionen in der Leber verursachen, die zu irreversiblen Schäden und zum Tode führen können.

Bei alleiniger Wasseraufnahme kann der Blutdruck unter Umständen steigen; steht dem Körper jedoch Salz zur Verfügung, ist die Blutdruckerhöhung nicht von Bedeutung. Dieses Forschungsergebnis beweist meine Ansicht, dass Salz für den Körper lebenswichtig ist und eine definitive *blutdrucksenkende und herzberuhigende Wirkung* hat, im Gegensatz zu den aktuellen medizinischen Ansichten. Strikte Beachtung der täglichen Salzaufnahme ist für die Vermeidung von Herzschäden lebenswichtig, die durch die ständige Stimulierung des sympathischen Nervensystems verursacht werden können, wenn *nur* Wasser aufgenommen wird.

Stichwortverzeichnis

Über den Autor

Dr. Fereydoon Batmanghelidj (ausgesprochen: *Batman-gee-lidsch*) wurde 1931 im Iran geboren. Er ging in Schottland zur Schule und absolvierte seine medizinische Ausbildung am *St. Mary's Hospital* der *London University.* Nach Abschluss seines Studiums hatte er das Privileg, eine Stelle als Arzt an seiner eigenen Universität zu bekommen. Er kehrte dann in den Iran zurück, um den Menschen in seinem Heimatland zu helfen. Hier war er aktiv an der Errichtung eines Sportzentrums für Kinder, mehrerer Krankenhäuser und seines eigenen medizinischen Zentrums für Familien beteiligt. Letzteres wurde die größte medizinische Einrichtung dieser Art im Iran.

Dr. Batmanghelidj, Mitglied einer prominenten Familie mit großem Ansehen in der Öffentlichkeit, wurde 1979 von der iranischen Revolutionsregierung inhaftiert; sein gesamter Besitz und der seiner Familie wurde konfisziert. Als politischer Gefangener entdeckte er im Gefängnis die Heilkraft von Wasser.

Eines Nachts musste er einen Mitgefangenen mit starken Magenschmerzen behandeln. Da er über keine Medikamente verfügte, gab er dem Mann, der sich vor Schmerzen krümmte, zwei Gläser Wasser zu trinken. Nach nur acht Minuten waren die Schmerzen verschwunden. Der Patient sollte weiterhin alle drei Stunden zwei Gläser Wasser trinken; während der restlichen vier Monate im Gefängnis hatte er keinerlei Schmerzen mehr. Ohne den Einsatz irgendeines Medikamentes wurde der Patient geheilt.

Während der 31 Monate seiner Gefangenschaft behandelte der Autor über 3000 Patienten, die Magenschmerzen hatten, nur mit Wasser. Er widmete sich in dieser Zeimt intensiven Forschungen zu den Wirkungen von Wasser und stellte fest, dass Wasser viele schmerzhafte, degenerative Krankheiten verhindern, lindern und heilen konnte. Für ihn wurde das Gefängnis zu einem »idealen Stresslabor«: Obwohl ihm die vorzeitige Entlassung angeboten wurde, blieb er freiwillig weitere vier Monate im Gefängnis, um seine Forschungen zur Beziehung zwischen Dehydration, Stress und Krankheit zu beenden. Ein Bericht über seine Entdeckungen wurde aus dem Iran herausgeschmuggelt; dieser wurde sowohl als Leitartikel in der Juniausgabe 1983 des *Journal of Clinical Gastroenterology* veröffentlicht als auch vom wissenschaftlichen Ressort der *New York Times* zitiert.

Nach seiner Haftentlassung 1982 flüchtete der Autor aus dem Iran in die USA, wo er seine Forschungen zu der Aufgabe von Wasser im menschlichen Körper und zu den schädlichen Einflüssen der Dehydration auf die Gesundheit weiter fortsetzte. Seine Untersuchungen zeigen, dass wir uns durch einen gesunden Lebensstil mit regelmäßigem Trinken von reichlich Wasser einer stabilen Gesundheit erfreuen und Krankheiten und schmerzhafte Erkrankungen vermeiden können, die pharmazeutische Medikamente und teure medizinische Verfahren erfordern würden.

Dr. Batmanghelidj widmet seine Zeit jetzt öffentlichen Kampagnen, um seine Erkenntnisse einem breiteren Publikum zugänglich zu machen. Sein Buch *Your Body's Many Cries for Water* (deutsche Ausgabe: *Wasser – die gesunde Lösung*, 1996 bei VAK erschienen) wurde in sechs Sprachen übersetzt und hat Tausenden zu einem glücklicheren und gesünderen Leben verholfen. Der Autor hat ein weiteres Buch veröffentlicht: *How to Deal with Back Pain & Rheumatoid Joint Pain* (deutsche Ausgabe: *Rückenschmerzen & Arthritis. Das Selbsthilfebuch,* 1998 bei VAK erschienen).

F. Batmanghelidj:

Wasser – die gesunde Lösung

Ein Umlernbuch

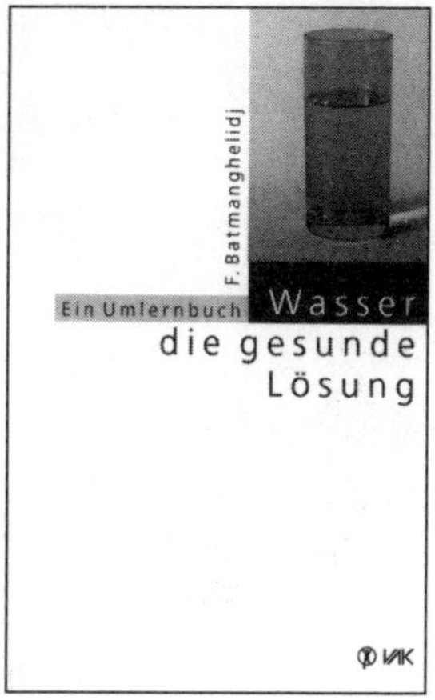

Wasser besitzt Heilkräfte, die wir gewöhnlich unterschätzen. Ausführlich erläutert der Autor die medizinische Wirkung von Wassertrinken auf den Körper, zum Beispiel bei Verdauungsbeschwerden, Rheuma, Herzbeschwerden, Kopfweh, hohem Blutdruck, erhöhten Cholesterinwerten, Asthma, Übergewicht, Allergien ... *Wasser – die gesunde Lösung* ist ein überzeugendes Buch, das umlernen hilft: Durst ist nicht ein Gefühl, sondern ein Symptom. Und oft reicht einfach Wassertrinken zum Gesundsein.

182 Seiten, 140 Abbildungen,
Paperback (13 x 20,5 cm)
ISBN 3-924077-83-5

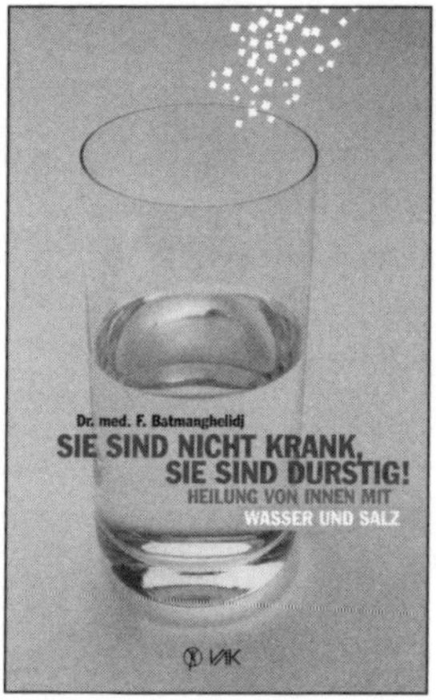

F. Batmanghelidj:

Sie sind nicht krank, Sie sind durstig!

Heilung von innen mit Wasser und Salz

Der Titel des Buches ist wörtlich zu verstehen: Wassertrinken ist so wichtig, weil unser Körper nicht mehr richtig funktionieren kann, wenn er nicht genügend davon erhält. Hier erläutert Dr. Batmanghelidj eindringlich, warum Krankheitssymptome (wie Diabetes, Krebs, beeinträchtigte Gehirnfunktionen bis hin zum chronischen Müdigkeitssyndrom) als Schreie des Körpers nach Wasser zu verstehen und auch so zu behandeln sind.

202 Seiten, 11 Abbildungen,
Paperback (13 x 20,5 cm)
ISBN 3-935767-25-0

F. Batmanghelidj:

Rückenschmerzen und Arthritis

Das Selbsthilfebuch

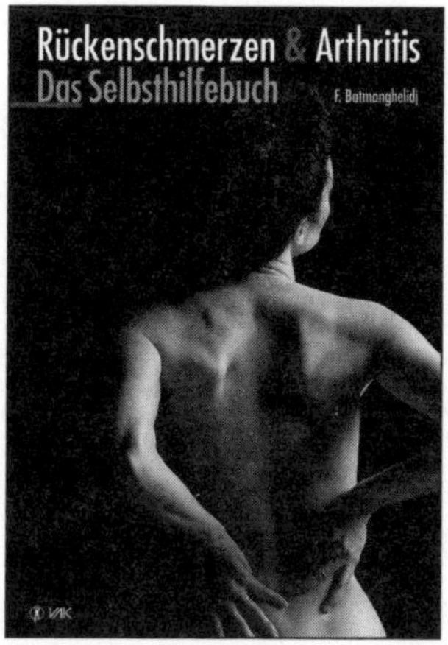

Der Autor setzt sich als Arzt für patientenzentrierte, einfache medizinische Lösungen ein. Er erklärt einen ausgeglichenen Wasserhaushalt im Körper als wesentlich für eine stabile und bewegliche Wirbelsäule. Sein Bewegungsübungsprogramm zur Rückführung verlagerter Bandscheiben sowie zur Stärkung der Muskulatur ist leicht verständlich und direkt zu Hause durchführbar.

Das Buch ist eine lehrreiche Darstellung für alle Betroffenen, die eine Anregung zur Prävention und Pflege bei Rückenschmerzen, rheumatischem Gelenkschmerz und Arthritis suchen.

157 Seiten, 33 Abb., Paperback (15 x 21,5 cm)
ISBN 3-932098-23-4